国家心血管病中心专家答疑丛书

肺血管疾病
专家解读 240 问

主　编　何建国　柳志红
编　者　顾　晴　罗　勤

中国协和医科大学出版社

图书在版编目（CIP）数据

肺血管疾病专家解读240问／何建国，柳志红主编. —北京：中国协和医科大学出版社，2016.1
（国家心血管病中心专家答疑丛书）
ISBN 978-7-5679-0368-5

Ⅰ. ①肺… Ⅱ. ①何… ②柳… Ⅲ. ①肺疾病-血管疾病-诊疗-问题解答 Ⅳ. ①R543.2-44

中国版本图书馆 CIP 数据核字（2015）第 127843 号

国家心血管病中心专家答疑丛书

肺血管疾病专家解读 240 问

主　　编：何建国　柳志红
责任编辑：刘　婷

出版发行：中国协和医科大学出版社
　　　　　（北京东单三条九号　邮编 100730　电话 65260378）
网　　址：www.pumcp.com
经　　销：新华书店总店北京发行所
印　　刷：北京兰星球彩色印刷有限公司

开　　本：710×1000　　1/16 开
印　　张：8
字　　数：70 千字
版　　次：2016 年 1 月第 1 版　　2016 年 12 月第 3 次印刷
定　　价：22.00 元

ISBN 978-7-5679-0368-5

国家心血管病中心专家答疑丛书

学术委员会

作 者 简 介

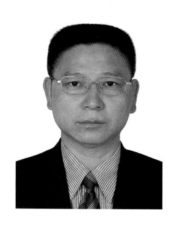

何建国，男，生于 1962 年 7 月，医学博士。现任国家心血管病中心、北京协和医学院、中国医学科学院阜外医院肺血管病中心主任、心血管内科教授、主任医师、博士研究生导师、心血管疾病国家重点实验室课题组负责人。担任中华医学会心血管病分会肺血管病学组副组长、院学术委员会委员、院学位评定委员会委员、院高级专业技术职务聘任委员会委员、《Pulmonary Circulation》和《中华医学杂志》等期刊编委、全国肺动脉高压培训基地主任。

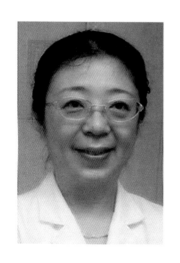

柳志红，中国协和医科大学临床医学博士，心内科主任医师、教授，博士研究生导师，阜外医院党委委员、心内肺血管病科主任。兼职有国际肺血管研究院资深会员、中国老年医学会睡眠科学分会副主任委员、中国女医师协会心脏与血管专委会临床学组组长等。承担国家自然基金、卫生部重点项目、高校博士点基金、首发基金重点项目等10 项。发表论文 230 余篇（SCI 46 篇）。著书《肺动脉栓塞》（主编，科学出版社）、《肺动脉高压》（王辰主编，翟振国、杨媛华、柳志红副主编，人卫出版社）。

前　言

　　肺血管疾病是一大类发病率、致残率和病死率都很高的疾病，包括各种原发或继发因素导致的肺血管结构和功能异常，如肺动脉高压、肺栓塞、肺血管炎、先天性心肺血管疾病等。肺血管疾病在我国仍是一个严重危害人民健康的疾病，也是一重要的公众卫生保健问题。国家已先后将肺动脉高压及肺栓塞列入攻关和支撑计划。

　　在我国这一发展中国家，城乡居民卫生知识相对匮乏，普通人群对肺血管疾病知之甚少，更谈不上对其采取有效的预防和保健措施。在我们现实的临床诊治工作中，常常会遇到一些令我们扼腕叹息的情形：可以手术或介入治疗根治的先天性心脏病患者发展到严重肺动脉高压阶段——艾森曼格综合征，遗憾地失去了手术机会；本已病情稳定的肺动脉高压妇女，盲目地怀孕却使她病入膏肓；极有可能治愈的急性肺栓塞患者由于不正规的治疗而发展为慢性栓塞性肺动脉高压……。我国自古有"上医治未病"的理念，这里的治未病包含三个含义：一是防病于未然，预防疾病的发生；二是既病之后防其演变，强调早期诊治；三是防止疾病的复发及治愈后遗症。显而易见，迄今这个理念仍在开启我们的心智，因此向患者以及普通人群进行科普宣传尤为重要。

　　在 2008 年，我们编写了《肺动脉高压与肺栓塞健康教育手册》，该书由中国协和医科大学出版社出版后获得患者的欢迎和好评，很多患者甚至随身携带，我们也备受感动和鼓舞，同时更深切地体会到科学普及工作的重要性。近年来，肺血管病学领域的研究进展令人瞩目，特别是肺动脉高压及肺栓塞诊治领域，国际、国内多个诊疗指南、专家共识的相继问世，为规范诊疗提供了可靠的依据。我们深感原来的健康教育手册的内容和形式亟待更新。此次适逢国家心血管病中心组织各个专科撰写答疑丛书以帮助患者普及疾病知识，我们编写了这本《肺血管疾病专家解读 240 问》。

全书共八篇，采用问答的形式，从疾病的基本概念、临床表现、诊断方法、治疗方法、日常护理、疾病的病因，直至向患者介绍如何就诊。使患者看到此书即对其所患疾病有一个大体的了解，做到心中有数，以便更好地配合治疗，争取早日康复。许多问题是一般教科书上未能涉及的，也是病友们迫切需要能通俗易答的。本书深入浅出，不但适于病友们和家属阅读，亦可作为对肺血管领域感兴趣的医务工作者的参考用书。我们期待更多的同道关注这个领域，使更多的患者能够得到及时、准确、规范的诊断和治疗，有效提高诊断率和治疗率，改善患者生存质量，降低死亡率。

有关肺血管疾病的进展日新月异，本书如有疏漏恳请大家批评指正。希望借此书抛砖引玉，让我们为提高我国肺血管疾病诊治水平而共同努力。

顾 晴 罗 勤

2015 年 10 月

目 录

一、临床表现篇

1. 肺血管病包括哪些疾病?

肺血管病目前尚无明确、公认的定义。常常指先天的、遗传的或获得的肺血管功能或结构改变,包括肺动脉、肺静脉及肺毛细血管病变。肺血管病既可来自肺血管本身疾病如特发性肺动脉高压、肺动脉血栓栓塞症等,也可来自肺实质疾病如肺病引起的肺动脉高压,还可来自左心疾病如左心收缩或舒张功能不全所致肺循环高压,以及全身性疾病,包括创伤。

2. 肺动脉高压有哪些症状?

肺动脉高压的早期症状不太明显,常表现为:

(1) 体力活动或一般日常工作时气短。

(2) 容易疲倦。

(3) 头晕,特别是在爬楼梯或站立起来时,甚至发生晕厥。

由于这些早期症状并不特异,常被误认为疲劳或是身体稍有不适而未引起注意。随着肺动脉高压的发展,症状逐渐明显,即使日常动作如穿衣或行走时也可出现气短和疲乏。此外,可能还会有胸痛、咯血、晕厥等，尤其在进行体力活动时。随着病情进展出现右心衰竭时，还会出现水肿（特别是双下肢水肿），以及胸水和（或）腹水等。

3. 为什么早期发现肺动脉高压比较困难？

肺动脉高压的早期症状不特异，容易与其他疾病如哮喘等疾病的症状相混淆。通常病人可能对这些症状不予理会，仅仅认为是自己身体状态不佳，以致延误诊治，致使从第一次出现症状到确诊肺动脉高压，可能需要数年时间。再者，很多医生对肺动脉高压认识不充分，导致漏诊或误诊。因此，早期诊断肺动脉高压有一定困难。

4. 结缔组织病相关性肺动脉高压有哪些特殊表现？

结缔组织病相关性肺动脉高压病人往往合并结缔组织病相关表现，如口干、眼干、猖獗龋、关节疼痛、雷诺现象、皮肤病变等。

5. 雷诺现象是什么表现？

雷诺现象是指因寒冷或紧张的刺激，肢端细动脉痉挛，使手指（足趾）皮肤突然出现苍白，相继出现皮肤变紫、变红，伴局部发冷、感觉异常和疼痛等短暂的表现。可以是原发的，称为雷诺病；也可以是继发的，即出现于其他已明确诊断的疾病如系统性硬化病、系统性红斑狼疮等。

6. 艾森曼格综合征有哪些表现？

艾森曼格综合征是一组先天性心脏病发展的后果，如室间隔缺损、房间隔缺损、动脉导管未闭，随着肺动脉压力进行性升高发展至肺动脉阻塞性病变，由原来的左向右分流，出现右向左分流，从无青紫发展至有青紫时，称为艾森曼格综合征。临床上表现为口唇、指端（趾端）青紫明显，于劳累时加重，伴有气短、乏力、头晕等表现。

7. 什么是肺动脉高压功能分级？

肺动脉高压世界卫生组织（WHO）功能分级是根据病人日常活动症状出现及程度的分级，用来评价肺动脉高压病人心肺功能状态的主观评价指标。功能状态由好至坏分为四级：

Ⅰ级：日常活动不受限。一般体力活动不引起过度的呼吸困难、疲劳、胸痛或先兆晕厥。

Ⅱ级：日常活动轻度受限。静息状态下无不适，一般体力活动可引起过度的呼吸困难、疲劳、胸痛或先兆晕厥。

Ⅲ级：日常活动明显受限。静息状态下无不适，较轻的体力活动即可出现过度的呼吸困难、疲劳、胸痛或先兆晕厥。

Ⅳ级：不能进行任何体力活动。静息状态下即可以出现呼吸困难和（或）疲劳，且任何体力活动均能使症状加重。

8. 急性肺栓塞有哪些临床表现?

急性肺栓塞的临床表现多种多样，主要取决于血管堵塞的多少、发生速度和心肺的基础状态。经常无任何症状，通常在其他疾病检查过程中或尸检时发现。常见的临床表现包括：呼吸困难（气短），有时很快消失，数天或数月后可重复发生；胸痛，胸膜炎性疼痛，吸气时疼痛加重，或为胸骨后心绞痛样疼痛；以及咯血、惊恐、晕厥、咳嗽等。血压降低或休克，常表明是中央型肺栓塞和（或）血流动力学储备急剧下降。

9. 急性肺栓塞一定会发展为肺动脉高压吗?

没有诱因的急性肺栓塞发展为慢性血栓栓塞性肺动脉高压的发生率为 1.5%，大部分发生在 24 个月内。

10. 哪些静脉血栓栓塞病人容易复发?

静脉血栓栓塞病人抗凝治疗早期复发在最初 2 周最高，此后开始下降，肿瘤和抗凝治疗不能快速达标者容易复发。晚期复发指抗凝治疗 6 个月后和停止抗凝治疗后，静脉血栓栓塞复发。在肺栓塞合并深静脉血栓形成、无原因的静脉血栓栓塞、发作静脉血栓栓塞后仍继续口服激素的女性，以及肺栓塞或近端深静脉血栓形成的病人更容易复发。抗凝治疗或停止抗凝期间，D-二聚体水平升高，复发的风险增加。

11. 肺栓塞一定会出现肺梗死吗？肺梗死有哪些表现？

肺动脉发生栓塞后，其供血范围的肺组织可能发生出血、坏死，称为肺梗死，常发生在肺栓塞后的 3~7 天。由于肺脏组织有双重血液供应即肺循环和支气管循环，即使肺动脉发生栓塞，支气管动脉也可为肺组织提供营养支持，故肺动脉栓塞后较少出现肺组织梗死，常表现为胸膜炎性胸痛、咯血及胸水等。

12. 深静脉血栓形成有哪些临床表现？

下肢深静脉内血栓形成后，造成血液回流障碍，若血栓再通后由于血液倒流又导致静脉压增高，会出现一系列表现：

（1）肢体沉重不适，压痛和胀痛。

（2）肿胀，按之有凹陷。

（3）表浅静脉扩张。

（4）皮肤光薄，汗毛稀疏。

（5）足部脱屑瘙痒、湿疹、色素沉着，以致形成经久不愈的溃疡。

13. 血栓形成后综合征是什么表现?

一部分急性下肢深静脉血栓形成病人可演变为下肢深静脉血栓形成后综合征，表现为肢体肿胀、酸痛、浅静脉曲张、足靴区色素沉着、溃疡形成、行走困难等，以上症状可以是阵发性或持续性，活动时加重，抬高患肢或休息可减轻。

14. 儿童肺动脉高压有哪些临床表现?

儿童早期肺动脉高压的症状与成人相同：活动耐力下降和呼吸困难。其他常见的症状包括：乏力、心悸、"哮喘"样症状、苍白、食欲减退等。严重者出现右心衰竭征象、咯血、晕厥等。

二、诊 断 篇

15. 肺动脉高压的诊断标准是什么？

肺动脉高压的诊断指标：海平面水平，右心导管在静息时，平均肺动脉压力超过 25 毫米汞柱，并且肺毛细血管楔压≤15 毫米汞柱，肺血管阻力>3wood 单位。

16. 确定肺动脉高压类型需要做哪些检查？

肺动脉高压是指肺动脉压力升高超过一定界值的肺循环血流动力学异常状态，可以是独立的疾病，也可以表现为某疾病的并发症，因此确定肺动脉高压类型需要做很多检查，包括：化验检查如血常规、肝肾功能、甲状腺功能、肝炎病毒抗体、HIV 抗体、免疫全套、心电图、胸片、超声心动图、腹部超声、肺血管 CT、核素肺灌注通气扫描、呼吸功能、右心导管、肺动脉造影等，此外，对于某些疾病的并发症还有一些原发病的确诊诊断检查，如溶血性贫血、骨髓增生性疾病等需进行骨髓穿刺等。

17. 如何诊断肺动脉高压?

超声心动图可通过三尖瓣反流速率估测肺动脉收缩压,但对于估测轻度肺动脉高压(肺动脉收缩压<50 毫米汞柱)有一定局限性,需联合肺动脉高压征象以诊断。诊断肺动脉高压的金标准为右心导管检查,可准确测定肺动脉收缩压、舒张压及平均压,并可测定心输出量以计算肺血管阻力。

18. 肺动脉高压病人为什么要做心电图?

心电图可以了解以下与肺动脉高压相关的情况:

(1)心律失常:心动过速、早搏、房颤、右束支传导阻滞等。

(2)右心房扩大、右心室肥厚等。

(3)ST-T 改变等。

通过心电图检查可结合临床有助于对肺动脉高压病情的了解,并对疗效进行评价。

19. 肺动脉高压病人为什么要拍胸片?

肺动脉高压病人拍摄胸片可以了解以下与肺动脉高压相关的情况:

(1) 心脏大小:右心房、右心室扩大。

(2) 肺血管征象:肺动脉增宽、肺动脉段突出、肺血分布不均等。

(3) 肺部病变:肺气肿、肺间质纤维化等。

除了解以上征象外,通过胸片结合其他检查可帮助鉴别肺动脉高压原因:如栓塞性肺动脉高压、肺血管炎等肺动脉狭窄病人,胸片表现两肺血管纹理不对称、"鼠尾征"——肺血管管径突然变细等;肺部疾病所致肺动脉高压病人 X 线胸片可见肺气肿或肺部弥漫性浸润性阴影;左心疾病所致肺动脉高压可见左心室扩大、肺淤血等。

20. 肺动脉高压病人为什么要检测呼吸功能?

呼吸功能检查是用来测量肺总容量、肺活量、时间肺活量以及氧气和二氧化碳交换能力,了解肺功能的检查。对缺氧相关的肺动脉高压如慢性阻塞性肺疾病或间质性肺疾病的诊断,以及其他肺动脉高压病人肺功能的评估有意义。

21. 肺动脉高压病人为什么要抽血查很多抗体?

肺动脉高压可由结缔组织病引起（归为第 1 大类肺动脉高压），如硬皮病、干燥综合征、系统性红斑狼疮等，抽血查免疫全套（自身抗体）是筛查结缔组织病的措施，因此肺动脉高压病人需抽血检查自身抗体以明确肺动脉高压原因。包括抗核抗体、抗双链 DNA 抗体、抗 ENA 抗体、抗中性粒细胞胞浆抗体、抗心磷脂抗体、抗着丝点抗体、狼疮抗凝物、免疫球蛋白和补体等。

22. 肺动脉高压病人为什么要做超声心动图?

超声心动图检查简单易行，没有创伤。可用于肺动脉高压的筛查，鉴别肺动脉高压的原因，可通过估测肺动脉收缩压、测量左右心室内径等，了解肺动脉高压的程度和心脏结构及功能，并对疾病进行危险分层、指导治疗、评估疗效、判断预后。

23. 肺动脉高压病人为什么有时要做食管超声心动图?

食管超声心动图检查是将带有探头的导管置于食管，即左心房后方，采集心脏超声图像，了解心脏结构。与经胸超声心动图检查相比，能更清楚了解心房结构。如对于可疑房间隔缺损的病人，可行食管超声心动图了解有无缺损以及缺损的大小、形态等。

24. 肺动脉高压病人为什么要做睡眠呼吸监测?

睡眠呼吸监测是诊断睡眠呼吸暂停综合征的金标准。睡眠呼吸暂停综合征是指睡眠时上呼吸道阻塞或部分阻塞，使呼吸时阻力增加，呼吸浅慢或暂停，引起机体反复缺氧的疾病。它与心血管疾病关系密切，长期未治疗可导致肺动脉高压。如果怀疑肺动脉高压由睡眠呼吸暂停综合征引起，则需要行睡眠呼吸监测。

25. 肺动脉高压病人为什么要做肺血管增强 CT?

肺血管增强 CT 是指静脉注射造影剂后进行肺血管 CT 扫描。肺血管 CT 扫描特别是增强 CT，可以展示普通胸片不能看到的图像，提供心脏和肺部疾病诊断的相关信息，鉴定肺动脉高压原因，如慢性血栓栓塞所致肺动脉高压可见肺动脉内充盈缺损；肺间质纤维化可见肺部呈网格状改变；肺血管炎可见肺血管扭曲、扩张等。由于心脏的跳动会给 CT 图像采集造成影响，故而需行超高速或多排螺旋 CT 检查以减少干扰。

26. 肺动脉高压病人为什么要做肺部高分辨率 CT 扫描?

高分辨率 CT 主要显示病变的细微结构,是常规 CT 基础上的进一步检查和诊断。肺部高分辨率 CT 可在肺小叶水平上显示肺的解剖结构(显示肺小叶间隔、肺叶支气管、小叶肺动脉和小叶间肺静脉),而常规 CT 只能显示高分辨率 CT 中的 30% ~ 47%。因此对于如肺间质病、肺静脉闭塞病、肺毛细血管瘤等所致肺动脉高压可行肺高分辨率 CT 以协助诊断。

27. 肺动脉高压病人为什么要做核素肺通气灌注显像?

核素肺通气灌注显像可以用于肺栓塞的诊断,特别是栓塞部位在肺动脉段以远的意义更大。但有些情况下可能出现假阳性,导致误诊为肺栓塞,需注意综合评价。

28. 肺动脉高压病人为什么要做 6 分钟步行试验?

6 分钟步行试验(6MWT)是一项无创检查,让病人在一定距离间隔内行走 6 分钟,计算行走的距离及行走中呼吸困难程度。该检查简单容易实施,不需要特殊设备,能反映病人心肺功能。因此,常用来评价肺动脉高压病人的预后和疗效。

　　具体做法：安静而少有外人干扰的环境，在平直而坚硬的地面划出一段长达 30.5 米的直线距离，两端各做一标志，每 3 米做一标记。病人在其间往返行走，速度由自己决定，中途可以休息，一旁的检测人员每 2 分钟报时 1 次，并记录所发生的不适（如气促、胸闷、胸痛）。途中避免有任何提示和鼓励。如病人出现胸痛、难以忍受的呼吸困难、面色苍白、步履蹒跚、出汗等症状不能坚持时，可中止试验。检查前后测量血压、脉搏、血氧饱和度，对 Borg 呼吸困难指数进行评分。

　　一般来说，晚期病人不如早期病人走得远。健康人在 6 分钟内至少可步行 500 米，中度肺动脉高压的病人可能仅步行 300～400 米。因此，6 分钟步行试验可用于评估肺动脉高压的严重程度及治疗后的改善程度。

29. 肺动脉高压病人怎样配合行 6 分钟步行试验？

　　为配合医生完成 6 分钟步行试验，在检查前做好如下准备：

（1）穿着合适的衣服和鞋子。

（2）可以继续吸氧。

（3）不做剧烈运动，休息至少 10 分钟；适量加餐。

检查时注意：

（1）以自己觉得舒适的最快速度行走。

（2）若感到气喘和精疲力竭，可减慢速度，停下休息。

（3）休息后，尽可能继续走下去。

（4）不要与医生说话。

检查结束后：告诉医生，您走不动的原因以及呼吸困难的程度，便于医生评估。

30. Borg 呼吸困难指数评分是什么？

Borg 呼吸困难指数评分将在 6 分钟步行试验结束时进行。这个评分反映了在 6 分钟步行试验过程中的任何时间，受试者经历的最大程度呼吸困难。

31. 肺动脉高压病人为什么要做心肺运动试验？

心肺运动试验是用运动呼吸代谢的方法测定病人的活动耐量，在不同做功水平准确判断病人心、肺功能状况。可以通过测定峰值氧耗量、无氧阈值、通气效率及摄氧效率等对肺动脉高压病人运动能力进行客观评价并分级、评估各种治疗手段的疗效，用于判断肺动脉高压病人病情严重程度及预后，以指导肺动脉高压病人治疗策略的选择。

32. 肺动脉高压病人怎样配合行心肺运动试验？

心肺运动试验是一项症状限制的最大运动，是一项相对安全的检查方式，病人的合作是取得良好信息所必需的。因此检查前要放松心情，在检查人员的指示下尽量运动至所能耐受最大运动，运动结束时可缓慢蹬车逐渐停止。运动前病人应戒烟至少 8 小时，试验前 2 小时可以清淡进餐。

33. 肺动脉高压病人为什么要做右心导管检查?

右心导管检查是诊断肺动脉高压的金标准，在肺动脉高压的诊断、病情评估、疗效评价中起重要作用。其主要目的是:

（1）准确测定右心房室压力、肺动脉压力、肺毛细血管楔压、心输出量等血流动力学参数，有助于评估肺动脉高压病人病情严重程度。

（2）有助于提供预后信息。

（3）有助于指导正确的治疗。

（4）有助于肺动脉高压原因的鉴别，如可发现一些超声心动图未能发现的先天性心脏病、左心疾病等肺静脉压力增高所致肺动脉高压，必要时还可行肺动脉造影以确定肺栓塞或肺血管炎等所致肺动脉高压。

34. 右心导管检查有危险吗?

右心导管检查属有创检查，因此具有一定风险。但随着技术的发展和经验的积累，在充分考虑风险并加以防范的情况下，右心导管检查是一项比较安全的检查。重度肺动脉高压并不是右心导管检查或肺动脉造影的绝对禁忌证。其风险包括：静脉穿刺部位的血肿、动静脉瘘、气胸、低血压、心力衰竭加重，心律失常如室性早搏等，绝大多数并发症为轻中度，可自行或经处理后恢复。

35. 右心导管检查前后需注意什么？

右心导管检查是一项有创的检查，将一根头端带有充气球囊的细软导管经过静脉进入右心房，然后通过右心室进入肺动脉，测定各项指标。医生通过 X 线荧光屏可了解导管所到达的位置。检查持续时间可能稍长，会有一些牵拉和压迫的感觉，但并不痛苦。因此，检查前一天晚上保证睡眠充足，检查时心情放松，根据医生的要求进行配合。右心导管检查后，若行股静脉穿刺需加压包扎，平卧 2～4 小时，观察穿刺部位是否有淤斑、出血等情况。

36. 什么是急性肺血管反应试验？

急性肺血管反应试验又称急性药物试验，是在进行右心导管检查时，应用血管扩张药后观察肺动脉压力、肺血管阻力及心输出量等变化情况。常用的药物有一氧化氮（NO）、腺苷、伊洛前列素等。用药后平均肺动脉压下降≥10 毫米汞柱，且平均肺动脉压绝对值≤40 毫米汞柱，心排血量不变或升高，则急性肺血管反应试验阳性。

37. 肺动脉高压病人为什么要做急性肺血管反应试验？

急性肺血管反应试验用来评价血管反应性，有助于医生合理选择用药：血管扩张试验阳性的病人可选择钙通道阻滞剂，又称钙拮抗药（CCB），而阴性病人应使用肺动脉高压治疗的靶向药物，如内皮素能受体拮抗剂、前列环素类似物、磷酸二酯酶5型抑制剂等药物。对于急性肺血管反应试验阴性的病人，若选用钙通道阻滞剂有可能会加重右心衰竭，甚至死亡。

38. 哪些病人需要进行急性肺血管反应试验？

特发性肺动脉高压、可遗传性肺动脉高压及食欲抑制剂相关性肺动脉高压病人应行急性肺血管反应试验以明确病人是否适用钙拮抗药。第1大类其他肺动脉高压如结缔组织病相关性肺动脉高压、先天性心脏病相关性肺动脉高压等可考虑行急性肺血管反应试验。但第2、3、4、5大类肺动脉高压病人如左心疾病所致肺动脉高压、肺部疾病和（或）低氧引起的肺动脉高压、慢性血栓栓塞性肺动脉高压等不推荐进行肺血管反应试验。

39. 为什么只有少数病人急性肺血管反应试验为阳性呢?

特发性肺动脉高压病人中仅有 10%~15% 的病人急性肺血管反应试验为阳性。肺动脉高压的早期,肺动脉的结构变化小,对血管扩张药有反应的可能性大。但很多病人发现肺动脉高压时已较晚,肺小动脉的结构破坏已发展到血管肌层(血管扩张药是通过舒张血管肌层起作用),甚至更外层,因此血管壁僵硬不易对血管扩张药起反应,因而大多数病人急性肺血管反应试验呈阴性。

儿童肺动脉高压病人急性肺血管反应试验阳性率高于成人,可能与成人肺血管内膜纤维化更重有关。40%儿童病人阳性,其中 52% 应用 CCB 长期有效。

40. 肺动脉高压病人为什么要做肺动脉造影?

进行右心导管测量肺动脉压力、心输出量等检查后,还可通过置于肺动脉的造影导管注射造影剂,以观察肺动脉及其分支的形态,了解有无狭窄、扩张、闭塞等病变。肺动脉造影有助于鉴别肺栓塞、肺血管炎、肺血管畸形等疾病。

41. 如何评估肺动脉高压病人的病情程度?

评估肺动脉高压病人的病情程度不是以肺动脉压力的高低进行判断,而是根据以下指标:右心衰竭的症状(如气短、腹水、水肿等)、症状进展的速度、是否有晕厥症状、心功能分级、6 分钟步行距离、心肺运动试验、血浆 BNP/NT-proBNP 浓度、心脏超声和右心导管血流动力学的参数。若病人无明显右心衰竭的症状和晕厥症状、症状进展速度缓慢、心功能分 Ⅰ 级或 Ⅱ 级、6 分钟步行距离 > 500 米、心肺运动试验峰氧耗量 > 15ml/(min·kg)、血浆 BNP/NT-proBNP 浓度正常或接近正常、心脏超声无心包积液和三尖瓣位移距离>2 厘米、右心导管血流动力学的参数右房压<8 毫米汞柱和心指数≥2.5L/(min·m²),则表示此类病人病情稳定、预后好。

42. 急性肺栓塞病人为什么要做心电图?

心电图简单易行,可为急性肺栓塞诊断提供蛛丝马迹,如窦性心动过速、$S_Ⅰ Q_Ⅲ T_Ⅲ$、胸前导联 ST-T 改变等。此外,对急性肺栓塞疗效判断也可以提供一些帮助,如窦性心率减慢、胸前导联 T 波倒置逐渐加深最后直立等。

43. 急性肺栓塞病人为什么要拍胸片?

　　急性肺栓塞的胸片经常有异常表现,最常见为盘状肺不张、胸腔积液、单侧纵隔抬高等,这些常常是非特异性表现。但胸片对排除其他原因引起的呼吸困难和胸痛有帮助,如两侧肺纹理不对称等。

44. 急性肺栓塞病人为什么要做超声心动图?

　　急性肺栓塞病人的超声心动图有如下发现:

　　(1) 肺动脉和右心房室内见到血栓。

　　(2) 右心房室扩大,右心功能减低。

　　(3) 左侧心腔变小。

　　(4) 室间隔运动异常。

　　(5) 三尖瓣反流。

　　(6) 肺动脉增宽。

　　(7) 肺动脉压力增高。

　　超声心动图的以上表现为急性肺栓塞提供直接或间接依据,此外,在急性肺栓塞分层中起重要作用,可指导治疗策略的选择。

45. 急性肺栓塞病人为什么要做双下肢静脉超声?

下肢深静脉血栓形成是造成急性肺栓塞的主要原因,而大多数下肢深静脉血栓形成没有明显的不适和表现,因此对每一例怀疑静脉血栓栓塞症(VTE)病人均应进行下肢血管超声检查。这项检查具有无损伤、可重复、价廉的特点,可以作为下肢静脉血栓的最初筛选检查。

46. 急性肺栓塞病人为什么要筛查易栓症?

易栓症是指存在抗凝蛋白、凝血因子、纤溶蛋白等遗传性或获得性缺陷,具有高血栓栓塞的倾向,抗凝治疗终止后,遗传性血栓形成倾向病人复发 VTE 的风险明显增加,因此筛查易栓症对于可能识别需要延时或终身抗凝的病人非常有意义。易栓全套包括抗凝血酶Ⅲ、蛋白 C 缺陷、蛋白 S 等。

47. 急性肺栓塞病人为什么要筛查结缔组织病?

一些结缔组织病如抗磷脂抗体综合征、贝赫切特综合征(白塞病)等均容易发生动/静脉血栓形成,对于此类病人的治疗还需针对病因治疗,因此在没有危险因素的 VTE 病人尤其年龄小于

50 岁病人应进行自身抗体的筛查（详见 21 问）。

48. 急性肺栓塞病人需要行肺动脉造影吗?

　　肺动脉造影是诊断急性肺栓塞的金标准，为有创检查，但自从非侵入性多排螺旋 CT 的引入，能够提供相同甚至更好的信息，并且对应用肺动脉造影诊断急性肺栓塞的病人进行溶栓治疗时，局部出血的并发症也有所增加，因此如今已经很少使用肺动脉造影诊断急性肺栓塞。目前肺动脉造影用于无创检查结果不确定的病人，一旦行肺动脉造影检查，就应当测量血流动力学指标。此外肺动脉造影用于经皮导管直接治疗急性肺栓塞。

49. 如何诊断急性肺栓塞?

　　一些常用于帮助确诊肺栓塞的检查包括：
（1）D-二聚体。
（2）心电图。
（3）胸部 X 线检查。
（4）血管超声检查。
（5）超声心动图。
（6）螺旋 CT。
（7）核素肺灌注通气显像。
（8）肺动脉造影。

50. 如何诊断矛盾性栓塞?

矛盾性栓塞是指体循环静脉系统或右心的栓子通过开放的卵圆孔等不同水平的动静脉交通到达左心或体循环动脉系统所造成的栓塞。矛盾性栓塞的病人存在先天性或获得性心内外不同水平的动静脉交通,如先天性心脏病包括房间隔缺损、室间隔缺损、卵圆孔未闭,Chiari 网或各种动静脉吻合、动静脉瘘等,通过这一交通,栓子由静脉或右心系统转移到体动脉或左心系统。矛盾性栓塞的栓子在体循环动脉系统多发生于脑部,引起脑栓塞;其次为四肢及各内脏器官,冠状动脉少见。在确立矛盾性栓塞的诊断时应首先排除源于肺静脉、左心及体动脉系统的栓子以及各种形成因素。

三、治 疗 篇

（一）内科治疗

51. 肺动脉高压有哪些基础治疗？

肺动脉高压的基础治疗方法包括以下一些措施：

（1）吸氧，通过鼻导管和面罩吸氧可以缓解伴有低氧血症病人的缺氧相关症状，使脑缺氧和体力状态有所改善。

（2）使用地高辛，有助于心脏更有效地输出血液、维持心脏功能，对于右心明显扩大、出现心率加快、心房颤动或心房扑动的病人更适宜。

（3）使用抗凝剂，预防和治疗肺血管中的血栓。

（4）使用利尿剂，用于减少身体中的液体积聚，减轻脚、踝和腿部的水肿，应用利尿剂时注意补钾，维持电解质平衡。

这些基础治疗方法能够减轻病人症状，改善生活质量。

52. 为什么要积极治疗引起肺动脉高压的基础疾病?

大多数肺动脉高压都与一些基础疾病相关，如先天性心脏病所致肺动脉高压、结缔组织病相关性肺动脉高压、阻塞性肺病所致肺动脉高压、血栓栓塞性肺动脉高压等。基础疾病如持续存在，将会引发或加剧肺动脉高压的发展，使病情加重不易控制。因此，积极治疗引起肺动脉高压的基础疾病，可以预防或延缓肺动脉高压的病情发展，甚至使肺动脉压恢复正常，如早期先天性心脏病的手术治疗、肺栓塞的溶栓或抗凝治疗等。

53. 肺动脉高压病人需要吸氧吗?

缺氧能引起肺血管收缩，导致肺动脉高压发生和发展。因此，对于肺动脉高压病人，任何时候保持其动脉血氧饱和度＞90%都很重要。

54. 肺动脉高压病人需要服用地高辛吗?

地高辛是帮助衰竭的右心室收缩，使右心功能改善的药物。尽管目前没有证据表明长期应用地高辛能延长病人寿命，但是地高辛能减轻肺动脉高压病人右心衰症状、改善生活质量。因此，肺动脉高压病人在出现右心功能不全时，可以口服地高辛改善症状。

55. 肺动脉高压病人需要应用利尿剂吗？

当肺动脉高压病人出现心力衰竭症状时，表现为液体潴留和水肿，尤其是下肢及体位低垂部位（如卧位时的腰骶部、站立时的双下肢等）。当肾脏血流减少时，肾脏分泌尿液减少，出现尿少症状。液体潴留会导致体重增加，因此通过每日清晨固定时间测量体重，可以监测液体潴留和水肿的情况。清淡饮食限制盐分摄入，可明显减轻液体在体内潴留。如果限盐效果不明显，可口服利尿剂。利尿剂通过作用于肾脏的不同部位，促进尿液的排出，从而起到减轻液体潴留的作用。另外，利尿剂可通过减少血容量，减轻心脏负担，从而缓解心力衰竭症状。由于利尿剂排钠排水的同时也将钾离子排出体外，因此，口服利尿剂时应注意补钾，避免发生低钾血症。

56. 肺动脉高压病人能用钙通道阻滞剂吗？

对急性肺血管反应试验反应良好的病人，可选用钙通道阻滞剂治疗。因为这类药物对急性肺血管反应试验阳性的病人，通常十分有效。此类药物为口服药且价格较其他药物便宜许多。而对于急性肺血管反应试验阴性的病人，若错误地应用钙通道阻滞剂，不但不能降低肺动脉压力，反而可因其负性肌力作用使体动脉血压下降，加重病情。对急性肺血管反应试验阳性的肺动脉高压病人，推荐使用的钙通道阻滞剂有长效硝苯地平、氨氯地平、地尔硫䓬。不同的病人对药物的反应性不同，因此，在用药期间应监测血压、心率以及其他指标。

57. 服用钙通道阻滞剂应注意什么？

①由于钙通道阻滞剂不仅能降低肺动脉压力，也能降低体动脉压力（平常所说的血压），而肺动脉高压的病人往往体动脉血压较低，一旦血压降低会导致脑等重要脏器的供血不足，出现头晕、四肢冰冷、尿少等低血压状态，甚至休克危及生命。因此，服药期间应监测血压，避免出现血压过低。②钙通道阻滞剂轻度抑制心脏收缩能力，因此选择用药时尽量选择对心脏影响较小的药物，并严密监测心脏功能等血流动力学指标。③急性肺血管反应试验阳性病人也可能随病情发展转为阴性，因此应定期复查，每年复查右心导管。④若需停用钙通道阻滞剂避免骤停，建议逐渐减量，防治病情骤然恶化。

58. 钙通道阻滞剂有哪些常见的不良反应？

钙通道阻滞剂常见不良反应有：
（1）头痛，当适应药物后症状会消失。

（2）烧心，由于钙通道阻滞剂可松弛食管，导致胃酸反流到食管，出现烧心。

（3）心跳变化，地尔硫䓬可使心跳减慢，而硝苯地平和硝苯地平缓释剂等可使心跳加快，因此根据用药前病人心率情况选择用药。

（4）水肿，钙通道阻滞剂可扩张全身的血管，而出现足、踝和下肢肿胀等不良反应。

59. 肺动脉高压病人需要服用抗凝药吗?

肺动脉高压病人肺血管受损，比健康人更容易形成血栓。而小的血栓就可以引起肺动脉高压病人血流动力学恶化，从而使病情加重。有小规模特发性肺动脉高压的研究显示应用抗凝治疗能改善病人生存质量；因此，特发性肺动脉高压如果没有抗凝禁忌证，建议应用华法林等抗凝药物治疗。

60. 常用的抗凝药及各自监测指标有哪些?

常用的抗凝药物有：

（1）普通肝素：起效迅速，作用较强，半衰期较短，常通过持续静脉注射。监测指标为活化部分凝血活酶时间（APTT），可根据 APTT 调节肝素用量，使其维持在正常值的 1.5~2.0 倍。

（2）低分子量肝素：是肝素的短链剂，与普通肝素相比，半衰期较长，出血风险较小。常根据体重皮下注射，不需要常规监测凝血指标。

（3）磺达肝癸钠：为选择性 Xa 抑制剂，不诱发肝素诱导的血小板减少症。不需常规监测。

（4）维生素 K 拮抗剂：常用药物有华法林，每日口服 1 次。监测指标为国际标准化比值（INR），可根据 INR 调节药物用量，一般维持在 2.0~3.0，根据个体情况制定目标值。

（5）目前上市的新药有：X 因子抑制剂（如利伐沙班）和直接凝血酶抑制剂（如达比加群酯），在适应证方面各有不同。

61. 什么是 INR（国际标准化比值)?

INR 又称国际标准化比值，是监测华法林抗凝有效性的指标。

口服华法林需要监测出血时间（PT），在有效抗凝的同时控制出血的发生。但 PT 的测定结果依赖于各化验室所采用的试剂，缺乏统一标准，从而失去不同医院检查的可比性。因此，国际上采用 INR，将抗凝治疗标准化。INR 是病人的 PT 与正常对照血标本的 PT 比值，乘以国际灵敏度指数。INR 是一种通用的标准，可以使不同化验室检查的结果相互比较。为了确保华法林抗凝剂量合适，必须定期检测 INR。在 INR 未达目标水平前，应根据情况每 1~2 天监测 INR；达到目标值后，前 2 周每周监测 2~3 次，以后长期应用可每 4 周监测 1 次。

62. 如何服用华法林？

抗凝剂不能不足，否则抗凝无效；也不能过量，否则抗凝效果增加不明显而出血风险大大增加。因此在应用华法林时应注意监测 INR。

由于很多药物和食物会影响华法林的作用，因此改变饮食时要注意监测华法林用药；因其他疾病就医接受治疗时，应向医务人员汇报正在服用华法林，按情况调整华法林用量。华法林会增加出血风险，因此日常生活中应避免外伤，尤其要保护头部。当出现无明显诱因的自发性出血（如血尿、皮下大片淤斑等）或不明原因头痛等，应及时就医。

63. 哪些常用药物与华法林有相互影响？

常与华法林发生相互作用的药物有：

（1）含有阿司匹林的药物能增强华法林的抗凝作用，增加出血风险；含布洛芬的药物也能导致国际标准化比值（INR）升高。

（2）抗生素如红霉素、四环素、磺胺、甲硝唑、酮康唑等。

（3）巴比妥类药物。

（4）甲状腺素。

（5）治疗痛风的药物。

64. 服用华法林期间病人饮食需要注意什么？

维生素 K 可以增加凝血酶的生成，导致华法林的作用减弱。很多食物中都富含维生素 K，因此服用华法林期间应注意饮食的影响。而大剂量维生素 E 可以增强华法林的抗凝效果。如服用维生素 E 剂量每日大于 400 单位，应注意调整华法林用量。

维生素 K 含量高的食物主要有：绿叶菜如甘蓝、菠菜、西芹、黄瓜皮；其次为卷心菜、芥蓝、紫菜、豆腐、动物肝脏等；还有些需要注意的有韭菜、紫菜、马齿苋、菊花等。酒精既可以升高 INR，也可以降低 INR，因此服用华法林期间饮酒应当节制，避免造成 INR 的过多波动致使华法林剂量调整困难。

65. 服用华法林期间发生出血怎么办？

服用华法林期间应注意观察牙龈、皮肤黏膜，大小便颜色等出血情况。若发生出血现象应及时就医，检查 INR，根据出血部位、出血量在医生指导下给予处理。

（1）小量出血：如皮肤出血、黏膜出血、镜下血尿、牙龈出血等。伴有 INR 超出目标范围的小量出血，可暂停华法林，待出血停止，INR 恢复至目标范围后调整华法林用量。

（2）中等量出血：立即停用抗凝药物，视病情给予积极处理。密切观察病情变化，也可给予维生素 K 10 毫克皮下或肌内注射，通常在 6~12 小时内逆转华法林的作用。但是这将使华法林失去作用达 2 周以上，使得再次使用华法林治疗出现困难。因此，医生一定要权衡利弊，恰当有效地治疗。

（3）大出血通常指：①颅内出血；②腹膜后出血；③需输血治疗；④致命性出血。立即停用抗凝药物，给予维生素 K 拮抗华法林作用，并立即静脉用足够量冷血沉淀物；也可给予新鲜冰冻血浆治疗，使 INR 正常化，即可止血。

66. 服用华法林期间需要手术或行侵入性检查怎么办？

由于华法林半衰期较长，从体内清除需要一段时间，因此，如果计划接受外科手术或有创检查，术前常需停用华法林 5~10 天，可用低分子量肝素或普通肝素皮下注射，来代替华法林的抗凝作用。一般在术前 6 小时停用普通肝素，12~24 小时停用低分子量肝素。有些特殊情况下，需紧急手术时，医师可能通过皮下或肌内注射维生素 K 来拮抗华法林的作用。

67. 漏服一次华法林怎么办？

如果当天漏服一次华法林，继续服用即可；如果次日发现漏服，服用当日剂量即可，切忌补服而服用双倍的剂量。

68. 换用不同厂家的华法林需要及时查国际标准化比值吗?

不同厂家的华法林可能剂量不相同，或制造工艺有差别，因此，换用不同厂家的华法林时应注意监测 INR，以了解换药后所用剂量是否达标。

69. 孕妇能服用华法林吗?

华法林容易通过胎盘并导致畸胎。妊娠期使用华法林可致"胎儿华法林综合征"，发生率为 5% ~ 30%，表现为骨骺分离、鼻发育不全、视神经萎缩、智力迟钝，心、肝、脾、胃肠道、头部等畸形。妊娠后期应用可导致出血和死胎。因此妊娠早期 3 个月及妊娠后期 3 个月不能服用华法林，服用华法林的育龄期妇女应注意避孕。

70. 肺动脉高压病人需服用阿司匹林吗?

血栓的形成除了凝血系统外，血小板也起重要作用。凝血酶和血小板共同完成止血栓子的形成。但是动脉血栓和静脉血栓本质有差别：静脉血栓以红细胞为主，动脉血栓以血小板为主。因此，治疗静脉血栓时重在加强抗凝，而动脉血栓则侧重于抗血小板治疗。肺动脉为静脉血，形成的血栓主要是静脉血栓，故防治血栓形成主要采用抗凝治疗。而阿司匹林是一种抗血小板药物，在肺动脉血栓防治中的明确疗效尚未得到验证。

71. 溶栓治疗是怎么回事？

纤维蛋白是血栓主要成分，血栓中纤维蛋白交联成网，维持着血栓的结构，一旦纤维蛋白被溶解，完整的血栓便崩解为碎片。溶栓治疗是一种通过溶栓药物使血栓中的纤维蛋白溶解，恢复血流灌注的治疗方法。肺栓塞病人可以经静脉注射溶栓药物进行全身溶栓或在肺动脉放置管子局部溶栓。

72. 哪些急性肺栓塞病人需要溶栓？

与单纯抗凝治疗相比，急性肺栓塞病人溶栓治疗能更迅速溶解血栓，早期解除肺血管阻塞，降低肺动脉压力和肺血管阻力，改善右心功能，但这种获益仅限于早期，在幸存者中这种优势在治疗后 1 周即不再显现。而溶栓治疗有较大的出血风险，因此溶栓治疗主要用于血流动力学不稳定的急性肺栓塞高危病人，这类病人病情危重，及时疏通肺血管能够挽救生命、改善预后。

73. 常用的溶栓药有哪些?

常用的溶栓药物有：链激酶、尿激酶、阿替普酶（rt-PA）。症状出现48小时内启动溶栓获益最大，但对症状发生6~14天的病人仍然有效。

74. 溶栓治疗有风险吗?

溶栓治疗风险主要表现为出血，发生率5%~7%，较多见的是皮肤出血，最危险的是颅内出血。过敏反应主要见于链激酶溶栓，包括寒战、发热、皮疹或过敏性休克，发生率约5%。少见表现为恶心、呕吐。溶栓治疗虽然有一定的风险，但医生会权衡利弊，选择有适应证的病人，总体是安全有效的。

75. 哪些病人不能溶栓或溶栓需谨慎?

表现为心源性休克和（或）持续性低血压的高危肺栓塞病人，几乎无绝对禁忌证。溶栓的禁忌证有：

（1）任何发病时间内的出血性卒中或不明原因卒中。

（2）6个月内缺血性卒中。

（3）中枢神经系统损坏或肿瘤。

（4）近期（3周以内）重大创伤/手术/头部外伤。

（5）最近1个月内胃肠道出血。

（6）已知出血。

76. 我国推荐的肺栓塞溶栓治疗方案?

（1）链激酶负荷量25万 IU/30min，继而10万 IU/h，持续24小时静脉滴注。

（2）尿激酶负荷量 4400IU/（kg·10min），继而 2200IU/（kg·h），持续12小时静脉滴注；或2万 IU/kg，2小时静脉泵入。

（3）rt-PA 50~100毫克，持续外周静脉滴注2小时。

77. 溶栓前准备工作?

①常规化验检查，如血常规、血型、肝肾功能、血凝指标（包括 APTT）等；②观察血压、心率、心律、呼吸等生命体征；③仔细询问是否有溶栓禁忌证；④家属谈话，签署知情同意书；⑤备血；⑥溶栓前做18导心电图；⑦溶栓前尽量避免有创的静脉和动脉穿刺。

78. 判断溶栓后即刻效果的指标有哪些?

①症状缓解;②血压上升;③呼吸频率和心率减慢;④心电图右心负荷减轻、S_1 变浅、右束支阻滞消失、右胸导联 T 波深倒;⑤血氧饱和度和氧分压改善。

79. 急性肺栓塞病人可以反复进行溶栓治疗吗?

肺栓塞的溶栓治疗只需 1 次,若无效应考虑手术或介入治疗,否则不仅加重病情,还可能增加出血的风险。若溶栓有效,又新出现病情不稳定的高危和中高危肺栓塞,在无出血时,可以进行第 2 次溶栓,溶栓药的剂量通常小于首次剂量。

80. 溶栓治疗会有哪些风险和不良反应?

(1)出血:发生率 5%~7%,较多见的是皮肤出血,最危险的是颅内出血。

(2)过敏反应:见于链激酶溶栓,包括寒战、发热、皮疹或过敏性休克,发生率约 5%。

(3)恶心、呕吐。

溶栓治疗虽然有一定的风险,但医生会权衡利弊,选择有适应证的病人，总体是安全有效的。

81. 哪些急性肺栓塞病人需要抗凝治疗？

急性肺栓塞病人均需抗凝，主要为预防早期死亡和症状性或致死性 VTE 复发。抗凝治疗持续的时间至少 3 个月。急性期抗凝治疗包括胃肠外抗凝（普通肝素、低分子量肝素或磺达肝癸钠）5~10 天，需与维生素 K 拮抗剂重叠；或选择一种新型口服抗凝剂——达比加群酯。如果给予利伐沙班或阿哌沙班，则可直接开始或在普通肝素、低分子量肝素或磺达肝癸钠 1~2 天后开始。利伐沙班在开始 3 周、阿哌沙班在开始 7 天增加口服药物剂量。

82. 急性肺栓塞病人抗凝治疗需要多久？

有诱因的急性肺栓塞病人如手术、外伤、制动、妊娠、口服避孕药或激素替代治疗等，如果危险因素已纠正，则抗凝治疗 3 个月。没有诱因的病人抗凝治疗至少 3 个月，对于近端深静脉血栓形成或肺栓塞出血风险小的病人，需要随访以再评价，根据平衡复发和出血风险以决定是否继续抗凝。对于复发的肺栓塞病人推荐终身抗凝治疗。

83. 急性肺栓塞病人的抗凝药有哪些?

目前用于急性肺栓塞的抗凝药物:

(1) 肠道外抗凝药包括:普通肝素静脉注射、低分子量肝素皮下注射、磺达肝癸钠皮下注射。

(2) 维生素 K 拮抗剂如华法林,需与肠道外抗凝药物重叠至少 5 天,直至 INR 连续两天大于 2.0。

(3) 新型口服抗凝药物包括:X 因子抑制剂如利伐沙班和阿哌沙班,直接凝血酶抑制剂如达比加群酯。

84. 抗凝治疗有哪些不良反应?

抗凝治疗最重要的不良反应是出血,此外还有一些与抗凝药物有关的并发症:

(1) 出血:较多见为皮肤黏膜出血,少数可能出现致死性大出血。出血的风险与年龄、肝肾功能、基础疾病等有关。

(2) 肝素诱导的血小板减少症:使用肝素后血小板数值下降一半以上,严重者会发生出血和动脉、静脉血栓形成,一旦确诊应马上停药。

(3) 皮肤坏死:华法林能引起皮肤和脂肪坏死,常在给药后2~10 天后出现皮肤疼痛、坏死,多发生在脂肪堆积部位。

(4) 骨质疏松:肝素能抑制成骨细胞生成,促进骨质丢失,长期使用肝素会造成骨质疏松。

（5）与肝素有关的不良反应还有转氨酶升高、高钾血症、荨麻疹和过敏性休克。

85. 孕产妇合并急性肺栓塞抗凝治疗需注意什么?

妊娠合并急性肺栓塞病人抗凝选择肝素抗凝，肝素不通过胎盘也不随乳汁分泌。普通肝素需要监测 APTT，且长时间应用可能出现骨质疏松，应用低分子量肝素更安全。由于缺少相关的研究证据，磺达肝癸钠不建议用于妊娠期间抗凝治疗；维生素 K 拮抗剂如华法林和新型口服抗凝药不能用于妊娠合并急性肺栓塞病人。

分娩后抗凝治疗至少 6 周，并且抗凝持续时间至少 3 个月。分娩后可用维生素 K 拮抗剂替代肝素治疗。

86. 普通肝素给药方法?

常用的普通肝素给药方法是静脉滴注，首剂负荷量为 80U/kg（一般 3000～5000U），继之 700～1000U/h 或 18U/（kg·h）维持。用普通肝素治疗需要监测 APTT，APTT 至少要大于对照值的 1.5 倍（通常是 1.5～2.0 倍）。一般使用 3～5 天。

87. 低分子量肝素的给药方法？

低分子量肝素不需常规监测，但需要按病人的体重给药，依诺肝素：1.0mg/kg 皮下注射，一天 2 次；或 1.5mg/kg 皮下注射，一天 1 次。

88. 磺达肝癸钠给药方法？

磺达肝癸钠为选择性 Xa 抑制剂，不诱发肝素诱导的血小板减少症。不需常规监测，但需要按病人的体重给药：5 毫克（<50 千克体重）皮下注射，一天 1 次；7.5 毫克（50~100 千克体重）皮下注射，一天 1 次；10 毫克（>100 千克体重）皮下注射，一天 1 次。对肾功能不全病人需注意：肌酐清除率<30ml/min 禁忌，30~50ml/min 剂量减半。

89. 新型抗凝药防治静脉血栓栓塞症的用法？

（1）达比加群酯：150 毫克，每天 2 次，给药前需肠外肝素 5 天。

（2）利伐沙班：预防剂量 10 毫克，每天 2 次；治疗剂量 15 毫克，每天 2 次×3 周，20 毫克每天 1 次。

（3）阿哌沙班：10 毫克，每天 2 次×7 日；5 毫克，每天 2 次。

90. 新型抗凝药防治静脉血栓栓塞症的特点？

新型的口服抗凝制剂不比传统抗凝治疗效果差，且不要求监测实验室指标，使用方便；严重肾功能不全的病人禁用；对于合并晚期肿瘤或正在接受化疗的静脉血栓栓塞症病人，其治疗经验尚不充分，应用时需谨慎；目前暂无有效的拮抗剂。

91. 为什么要用前列环素类似物药物治疗？

前列环素类似物是一类与人体内物质前列环素 I_2 相似的物质。肺动脉高压病人体内前列环素 I_2 作用减少，通过外源性补充这类物质可达到治疗肺动脉高压的目的。

这类药物对肺动脉高压病人的作用包括以下几方面：

- 扩张血管降低肺动脉压力。
- 增加心输出量。
- 通过抑制血小板聚集而减少凝血。
- 减缓平滑肌细胞生长，延缓肺血管重构。

92. 前列环素类药物包括哪些药?

前列环素类药物的作用原理相同,但由于药物结构和制备方法不同,使这些药物的作用持续时间以及用药途径等有所不同。主要包括以下一些药物:

● 依前列醇,作用时间短,仅几分钟,所以不能口服,需要持续性静脉注射,这就要求将一个药物注射泵通过导管插入深静脉与右心房相连。

● 曲前列环素,作用时间稍长,达几小时,可以经皮下留置针皮下注射,或静脉输注。

● 贝前列素,可以口服,但其作用有待于进一步证实。

● 伊洛前列素,用配套的雾化器雾化吸入,每日6~9次。

目前,在我国批准用于临床的上只有吸入性的伊洛前列素(商品名称万他维)和曲前列环素(曲前列尼尔注射液,商品名瑞莫杜林)。

93. 如何应用万他维治疗?

万他维使用方法:根据病人具体情况选用剂量10~20微克,即0.5支或1支药物用灭菌注射用水配成2毫升溶液放于雾化器内吸入,即若是10微克,则加上1毫升灭菌注射用水;若是20微克,则直接用原药(2毫升);每日6~9次,可于日间每3小时吸入一次，保证夜间充分休息。

- 利用雾化吸入器，吸入时呼吸较深较慢，每次吸药持续的时间 8~10 分钟。

- 为使药物最好地被利用，在第一次吸药之前，应当用灭菌注射用水进行吸入训练；初次用药最好在医生的监护下使用，以便观察是否出现不适。

- 中途可休息 1~2 分钟。

94. 不同的雾化器吸入万他维对治疗有影响吗？

万他维是通过吸入的方式，使药物分子沉积在肺泡，直接作用于肺泡壁上的小动脉而起到选择性作用。

不同的雾化器产生的分子大小不同，因此不同的雾化器对吸入万他维治疗有影响。为确保药物能沉积在肺泡产生作用，应选择雾化颗粒直径在 3~5 微米的肺泡型雾化器。经雾化器吸入药物时，药物沉积的部位除与雾化器类型有关外，还与呼吸方式的关系密切。

95. 吸入万他维时应采取什么样的呼吸模式？

不同的呼吸模式对万他维的吸入也会产生影响。呼吸浅快时，更多的药物沉积在上呼吸道，进入肺泡的量减少，这样会过多作用于头面部血管，加重副作用。呼吸深快时，则吸入的药物将会随呼出增多，浪费药品。因此，在吸入万他维时，为确保疗效减轻副作用，应保持较深较慢呼吸，呼吸频率应保持正常。

96. 万他维治疗有哪些不良反应？

吸入万他维常见的不良反应有咳嗽、颜面潮红、头痛、咽部干痛、颚部疼痛等。

97. 急性肺血管反应试验时，吸入万他维反应为阳性，为什么选择钙通道阻滞剂？

急性肺血管反应试验时吸入万他维观察血管反应性，是利用万他维的扩血管作用。如果吸入万他维，急性肺血管反应试验呈阳性，表明血管反应性较好，应选用价格便宜的钙通道阻滞剂；阴性的病人不能选用钙通道阻滞剂，宜根据病人的基础疾病、心功能状态、经济情况等选用内皮素受体拮抗剂、前列环素类似物，或磷酸二酯酶 5 型抑制剂等。

98. 能静脉使用万他维抢救肺动脉高压危重病人吗?

万他维在一些国家有静脉使用的适应证。近年的肺动脉高压指南推荐静脉使用万他维治疗肺动脉高压功能分级Ⅲ、Ⅳ级的病人。我中心制定出适合国人静脉用药抢救方案,能够短期内改善症状和心功能。

99. 如何用曲前列尼尔注射液(瑞莫杜林)治疗?

曲前列尼尔注射液(瑞莫杜林)治疗纽约心脏协会(NYHA)功能分级Ⅱ~Ⅳ级的肺动脉高压病人,瑞莫杜林的给药方式为皮下或静脉注射给药,根据临床疗效进行剂量调整。其不良反应为头痛、恶心、呕吐、坐立不安、焦虑以及输注部位疼痛或反应等。

100. 全可利是什么药?

全可利是波生坦的商品名,属于非选择性内皮素受体拮抗剂。内皮素是一种直接参与肺动脉高压发病的物质,通过阻滞内皮素与相应的受体结合,可以干扰它对肺血管的作用,延缓肺血管进行性破坏。其作用主要表现在以下几方面：

- 扩张血管降低肺动脉压力。
- 增加心输出量。
- 延缓肺血管重构。

101. 如何服用全可利？

一般从小剂量开始，初始为一天 2 次，每次 62.5 毫克，持续 4 周，如耐受性良好，复查肝功能正常，可增加至维持剂量 125 毫克，一天 2 次。

102. 全可利有哪些不良反应？

全可利最主要的不良反应为肝脏毒性，包括恶心、呕吐、发热、黄疸，化验检查会发现转氨酶升高。因此，口服全可利时应每月监测肝功能。

其他的不良反应有：下肢肿胀、头痛、颜面潮红、鼻炎、咽喉炎、低血压、头痛等。

103. 凡瑞克（安立生坦）是什么药品？

凡瑞克（安立生坦）是一种丙酸类内皮素受体拮抗剂，结构与磺胺类内皮素受体拮抗剂波生坦不同。它是一种高选择性内皮素受体拮抗剂，2007 年美国食品和药品管理局（FDA）批准用于肺动脉高压病人的治疗，2011 年进入中国，该药有更好的肝脏安全性。

104. 凡瑞克（安立生坦）在人体内怎么代谢和清除的？

凡瑞克（安立生坦）主要经肝脏和肾脏双通道代谢，它与代谢产物主要都经过胆汁清除。在体内的稳态清除半衰期是 13.6~16.5 小时，因此可每日 1 次给药。

105. 凡瑞克（安立生坦）的服药方法及计量？

凡瑞克国内的规格是 5 毫克/片，服用起始剂量为 5 毫克，每天 1 次，如果耐受可调整为 10 毫克，每天 1 次。

106. 凡瑞克（安立生坦）对肝功能影响小的原因是什么？

肝毒性是已知的磺胺类药物相关的不良事件之一，部分原因可能是与磺胺类内皮素受体拮抗剂抑制胆盐输出泵系统有关。而凡瑞克不抑制胆盐输出泵系统，这也可以部分解释为什么凡瑞克（安立生坦）肝毒性发生率较低。

107. 西地那非是什么药?

西地那非枸橼酸盐商品名为万艾可，是一种选择性的磷酸二酯酶抑制剂，一直用来治疗阴茎勃起障碍（ED）。它可以选择性地扩张肺内的血管，这样对体循环的血压影响较小，一般不至于引起低血压。且作为口服药，其作用持续时间长可达几小时。在欧美已批准用于肺动脉高压的治疗，我国目前尚未批准用于治疗肺动脉高压。但是，由于此药花费较另外几种治疗肺动脉高压的药物便宜许多，因此国内许多肺动脉高压病人在服用此药。

108. 服用西地那非对肺动脉高压病人性功能有影响吗?

治疗肺动脉高压的西地那非用法为 20 毫克，每日 3 次口服，而用于治疗阴茎勃起障碍的用法为 100 毫克，用法为需要时前 1 小时口服。因此，西地那非对肺动脉高压病人性功能影响较小，尤其女性病人。

109. 是否治疗阴茎勃起障碍的药物都能治疗肺动脉高压?

并非所有治疗阴茎勃起障碍的药物都能治疗肺动脉高压，如阿扑吗啡舌下含化片是一种完全不同类型的化学物，与肺动脉高压治疗不相关。目前欧美批准用于治疗肺动脉高压的药物有西地拉非（万艾可）和他达拉非，也有小样本的文章报道用伐地那非治疗肺动脉高压。

110. 西地那非有哪些不良反应？

西地那非不良反应包括：鼻塞、腹泻、面部潮红、头痛、泌尿系感染、一过性蓝绿色盲、怕光、视物模糊。

111. 以上三类药物哪个治疗效果更好？

目前尚缺少直接对比三类药物的大规模临床试验，所以缺少评价这几种药物间疗效的依据。病人应根据各自对药物副作用的发生、生活方式、个体对药物的反应以及经济状况等来选择治疗药物。必要时可以联合用药。

112. 肺动脉高压病人能用血管紧张素转换酶抑制剂吗？

血管紧张素转换酶抑制剂是扩张血管的药物，被用来降低体循环高血压（即平常所说高血压）和心力衰竭。目前尚没有任何报道治疗肺动脉高压有效的试验，而且，它有很大降低肺动脉高压病人血压的风险。因此，目前在肺动脉高压治疗中血管紧张素转换酶抑制剂不做首选治疗。

113. 治疗肺动脉高压还有其他新药吗?

macitentan 和 riociguat 是两种已在国外上市的治疗肺动脉高压的新药。肺动脉高压指南推荐这两种药物治疗肺动脉高压分级 Ⅱ 、Ⅲ 、Ⅳ级病人。目前随着对肺动脉高压发病机制的研究，肺动脉高压治疗药物越来越多，也为肺动脉高压病人带来了更多的希望。

（二）介入治疗

114. 肺动脉高压有哪些介入治疗?

（1）针对晚期肺动脉高压的手术治疗方式有房间隔造口术。

（2）针对肺动脉高压基础疾病的手术治疗方式有：经皮肺动脉血管成形术和（或）支架植入术。部分肺动脉狭窄（如栓塞、肺血管炎、外压等所致）药物治疗无效的病人，可采用该手术改善肺动脉压力。

115. 什么是房间隔造口术?

左右心房和左右心室之间分别由房间隔和室间隔相隔,这样保证血液在心血管流动的正常途径,使血液经右心至肺血管充分氧合后,再经左心分配至外周各器官和组织,供应足够的氧分。房间隔造口术是指通过球囊导管或其他器材,撕裂并扩张房间隔,造成左右心房直接交通,血液可在心房之间直接流动达到治疗目的的治疗方式。

116. 为什么行房间隔造口术?

肺动脉高压可使右心压力增高,当右心压力增加高于左心压力时,使间隔向左移位,这样左侧的心腔减小,导致经左心流向外周各器官和组织的血液减少,如大脑缺血可致晕厥,外周缺血可致运动耐量减小易疲乏等。房间隔造口术可使右心房的血液向左心房分流,从而使左心的输出量增加,达到缓解右心压力、改善外周器官和组织供血的目的。

117. 哪些肺动脉高压病人可行房间隔造口术？

由于房间隔造口术人为造成血液未经肺血管进行氧合而流至体动脉，可能会加重低氧血症。因此，房间隔造口术一般作为肺动脉高压病人姑息性治疗，其适应证包括：

（1）心功能 NYHA 分级 Ⅲ～Ⅳ 级。

（2）有明确的晕厥病史或者有难治性右心衰（药物治疗无效）。

（3）外周动脉血氧饱和度 > 85%，右房压 < 20 毫米汞柱（mmHg）。

（4）等待肺或心肺移植术前缓解症状。

118. 什么是经皮肺动脉血管成形术？

经皮肺动脉血管成形术是指用球囊扩张狭窄的肺动脉，使其直径增大，达到缓解肺动脉压力的目的。常用于慢性血栓栓塞性肺动脉高压无法进行手术治疗的病人。对于某些肺血管炎或外压性肺动脉狭窄的病人也可采用球囊扩张或支架置入，以改善肺动脉高压。

119. 什么是腔静脉滤器?

腔静脉滤器是一种放置在病人下腔静脉内,能有效捕获血栓的装置。它可以有效拦截来自下腔静脉系统尤其是下肢深静脉的大块血栓,防止致死性肺栓塞的发生。

腔静脉滤器包括永久性滤器、临时滤器和可回收滤器。

120. 什么样的肺栓塞病人需要安装腔静脉滤器?

不常规推荐肺栓塞病人安装腔静脉滤器,若有以下情况可考虑:

(1) 有抗凝绝对禁忌证的急性肺栓塞病人。

(2) 尽管充分抗凝治疗,仍再次发作肺栓塞的病人。

(3) 有下肢静脉血栓并要行肺动脉血栓内膜剥脱术的病人。

121. 安装腔静脉滤器有哪些并发症?

永久性滤器植入早期并发症包括:常见为穿刺部位血栓形成,少见有滤器移位、断裂、血管壁穿孔等,腔静脉滤器植入还有心包填塞风险。晚期并发症主要为深静脉血栓复发、血栓形成后综合征及腔静脉滤器堵塞。

122. 什么是急性肺栓塞的介入治疗？哪些急性肺栓塞可行介入治疗？

介入治疗的目的是清除肺动脉主干中阻塞的血栓，尽快恢复右室功能、改善症状和预后。对于溶栓绝对禁忌的中高危病人，可选择介入治疗，包括：①猪尾导管或球囊导管碎栓；②消栓导管血栓清除；③抽吸导管吸栓术；④血栓旋切。此外，对于没有溶栓绝对禁忌的中高危病人，可选择经皮导管直接溶栓。

（三）外科治疗

123. 肺动脉高压有哪些手术方式？

（1）针对晚期肺动脉高压的手术治疗方式有：

1）肺移植（单肺、双肺移植）。

2）心肺联合移植。

（2）针对肺动脉高压基础疾病的手术治疗方式有：

1）先天性心脏病矫正手术：对于先天性心脏病应尽早进行矫正手术，通过治愈先天性心脏病，有效降低肺动脉压力。

2）肺动脉血栓内膜剥脱术：对于慢性血栓栓塞性肺动脉高压、中央性肺动脉血栓的病人，可进行该手术，将机化的血栓清除并切除肺动脉内膜，可以有效降低肺动脉高压，改善心功能。

124. 哪些病人适合行肺动脉血栓内膜剥脱术？

肺动脉血栓内膜剥脱术的适应证为：

（1）慢性血栓栓塞性肺动脉高压 NYHA 心功能分级 Ⅲ ~ Ⅳ级。

（2）通过合适的放射检查确定血栓位于外科所能及的部位如主干、叶或段以上肺动脉。

（3）没有严重的并发疾病。

125. 肺动脉血栓内膜剥脱术前应做哪些准备？

在进行肺动脉血栓内膜剥脱术前应对肺动脉高压原因进行诊断及鉴别诊断，排除其他原因所致肺动脉高压。病人及家属在术前：

（1）可以了解手术的大致情况，树立信心，以平和的心态接受手术。

（2）手术前一定保持良好的睡眠，与医护人员良好配合。

（3）注意保暖，避免受凉，以免造成身体抵抗力下降而影响手术。

126. 肺动脉血栓内膜剥脱术后要注意什么？

为降低术后并发症的发生，肺动脉血栓内膜剥脱术后一般会从监护室过渡至普通病房，因此病人在术后清醒后应注意：

（1）树立信心，减少焦躁情绪。

（2）感觉异常时应及时向医护人员报告，配合医护人员的治疗及指导措施。

（3）术后脱离呼吸机后可进行吹瓶训练，增加气道正压，防止肺不张等肺部并发症。

（4）术后应科学地进行早期康复训练。

127. 急性肺栓塞病人可行外科手术治疗吗？

急性肺栓塞一旦确诊后经溶栓治疗可溶解部分或全部血栓，恢复血流，一般不考虑外科治疗。但对于内科治疗无效或无法溶栓的高危病人，以及心房、心室内有大量血栓，血栓随时有脱落风险的病人，可考虑行肺动脉血栓清除术。

128. 双肺移植、单肺移植、心肺联合移植怎样选择?

各种移植的风险均较大，医生根据情况可能会采取不同的移植方式。

（1）单肺移植操作简单、时间短，缺血时间和心肺体外循环时间短于双肺移植或心肺联合移植。但通气血流不匹配和高度再灌注损伤发生率较高。

（2）双肺移植后血流动力学较好，少有通气灌注不匹配，且围手术期并发症较少。由于提供了较好的整体肺功能，双肺移植可能更有效地预防慢性排斥生理现象。双肺移植比单肺移植术后长期生存时间长，但是操作过程更难，由于缺血和体外循环时间长，增加了潜在死亡率。

（3）心肺移植只有一个呼吸道的吻合，基本上没有血管并发症，而且血流动力学结果最好。但是由于供体器官短缺，病人可能需要等待更长的时间，因此对其整体存活率带来不利影响。

目前尚没有对比各种移植方法相对有效性的研究，因此肺动脉高压病人最好的移植方式只有依赖于病人个体特性和有可能获得移植的器官。

129. 心肺移植的流程是怎样的？

心肺移植的流程主要是进行移植前的评估、移植中心登记移植、等待合适供体、进行移植手术、移植后随访。

（1）影响移植成功的因素主要有完成移植评估和等待合适供体的时间。纽约心脏协会（NYHA）功能分级差的病人在等待移植过程中死亡率高，因此 NYHA 功能Ⅲ或Ⅳ级的病人，在进行药物治疗时就可至移植中心进行移植评估，以避免延迟评估和移植登记。

（2）移植前的评估主要包括：右心导管检查、超声心动图、血液化验检查（如血型、免疫学指标等）、肺功能、核素肺通气灌注显像等。

（3）选择移植的时机：目前肺动脉高压病人肺移植或心肺联合移植适应证为晚期 NYHA 功能Ⅲ、Ⅳ级，经充分治疗病情无改善或进行性加重。

（4）通知移植：拟进行移植的病人接到通知有合适供体时入移植中心进行移植手术，约10%的病人在移植术中或移植术后不久死亡。

（5）移植后随访：移植后要终身服用抗排异药物，观察自身状态，定期进行随访，及时发现可能存在的排异反应。

（四）其他治疗

130. 肺动脉高压病人可以采用中药治疗吗？

某些中药如白藜芦醇、川芎等对肺动脉高压病人可能有一定的益处，但肺动脉高压病人的药物治疗主要依靠基础药物和靶向药物。切不可陷入中药盲目治疗的怪区。

131. 深静脉血栓形成可以中医治疗吗？

中医采用辨证论治和辨证分型，外敷内服活血化瘀药物有抗血栓形成和改善血流变作用，临床研究证明安全性高，对促进血管再通和侧支循环建立有一定疗效。但中医治疗也有不足之处，如起效慢、易错过溶解血栓的最佳治疗时间。

132. 阿魏酸钠是什么药？

阿魏酸钠是阿魏酸的钠盐。阿魏酸普遍存在于当归、川芎、蜂胶等中药材中，能竞争性抑制内皮素-1与受体结合，并具有抑制血小板聚集、解除血管平滑肌痉挛等作用，已广泛用于动脉粥样硬化、脑梗死等血管疾病的治疗，取得一定疗效。有限的动物试验及临床资料也显示有一定的降低肺动脉高压的作用，但其降低肺动脉高压的确切机制及疗效有待进一步大样本观察。该药可配合其他药物治疗。

133. 肺动脉高压病人有必要进补高级营养品吗？

海参、鱼翅等高级营养品价格昂贵，对肺动脉高压病人的治疗无明显作用，且这些病人治疗所需的靶向药物价格就很高，因此无必要进补高级营养品而增加经济负担。

134. 什么是药物临床试验研究？

药物在上市前均需经过药物临床试验研究，这是为了解药物的安全性和有效性。治疗肺血管疾病的药物，如肺动脉高压靶向药物、肺栓塞抗凝药，均需通过药物临床试验研究这一关。只有经药物临床试验研究证实安全有效的药物才能进入市场。

135. 什么是药物临床试验研究的分期？

药物临床试验研究分 I 、II 、III 、IV 期。将新药第一次用于人体以研究新药的性质的试验，称之为 I 期临床试验，其目的是通过初步的临床药理学及人体安全性评价试验。Ⅱ期临床试验一般通过随机盲法对照试验，对新药有效性及安全性做出初步评价，推荐临床给药剂量。在Ⅰ、Ⅱ期临床研究的基础上，将试验药物用于更大范围的病人志愿者身上，遵循随机对照原则，进行扩大的多中心临床试验，进一步评价药物的有效性和耐受性（或安全性），称之为Ⅲ期临床试验。Ⅳ期临床试验：新药上市后监测，在广泛使用条件下考察疗效和不良反应（注意罕见不良反应）。

136. 肺动脉高压病人如何参加临床药物研究?

因肺动脉高压靶向药物治疗价格昂贵，参加临床药物研究所提供的免费药物为肺动脉高压病人提供一种治疗选择。病人从医生那里了解临床药物研究的内容、背景、已获得的研究结果、将要开展的研究内容、可能的获益、可能面临的风险等。病人详细阅读《知情同意书》，与医生充分交流提问并获得解答，在自愿的前提下签署《知情同意书》，且保留一份《知情同意书》。病人按研究方案经过筛选进入临床药物研究，应按要求服用药物、填写日志、定期访视，若有不适及时与医生沟通。若病人病情进展，医生会根据病情调整治疗方案，必要时终止临床研究。整个临床药物研究过程，病人会受到医生和所有研究者的关照。

四、日常护理篇

137. 肺动脉高压是绝症吗?

肺动脉高压曾被认为是"不治之症"。近年来，随着对肺动脉高压的不懈探索和逐步认识，新的治疗药物和治疗方法不断涌现，肺动脉高压病人的预后明显改善。

举一个例子，慢性血栓栓塞性肺动脉高压的死亡率高，但最近我国有报道中央型慢性血栓栓塞性肺动脉高压外科治疗 10 年和 15 年生存率分别达到 94.60% 和 90.96%，接受肺动脉血栓内膜剥脱术病人的预后大大改观。再如，特发性肺动脉高压被认为是绝症，随着靶向药物的使用，生存率明显提高。近几年中国医学科学院阜外医院治愈数例特发性肺动脉高压病人。

如果您是一位肺动脉高压病人，一定要配合医生的诊断和治疗。有适合您的治疗方法，要积极接受治疗。

138. 肺动脉高压病人怎样保持良好的心态?

肺动脉高压病人在长期治疗过程中，因为沉重的经济负担和疾病本身的痛苦，容易产生一些不良情绪影响治疗，甚至要放弃治疗。这对疾病的治疗和康复极为不利。因此，应该进行科学的心理治疗，努力克服各种有害健康的不良情绪。

每个人的心理问题表现可能各不相同。有些人性格内向，比较悲观哀伤，常有"抑郁"表现。有些人性情急躁，治疗缺乏耐心，常表现为"焦虑"。还有些人急于求成，比较轻信，一会儿去练那个神功，一会儿迷上那个保健品，不按专科医生建议的去系统地治疗。

肺动脉高压病人要加强与医生的沟通，除认真地、正确地学习肺动脉高压的知识之外，还要了解自己的心理状态，以积极的心态接受合理的正规的治疗，必要时加用治疗"抑郁"和"焦虑"的药物。请记住"风雨过后就是彩虹"。

温馨提示：治疗药物莫乱停，听从医嘱要记牢，
良好情绪要保持，风雨过后见彩虹。

139. 肺动脉高压病人什么情况下容易晕倒，该怎样预防?

肺动脉高压病人心输出量减少，导致供应脑部血液也会相应减少，在以下情况中容易晕倒，应采取相应措施避免晕厥发生：

- 咳嗽时病人胸腔和腹腔压力增加，回流到心脏的血液减少，在阵发咳嗽时尤其易晕倒。对于剧烈咳嗽者，要酌情使用镇咳药物。

- 运动时，病人身体不能供应额外的氧气和血流，也容易晕倒，因此体力活动要量力而行。

- 长时间站立时，血液滞留下肢，回流到心脏的血液减少，也容易晕倒，因此要避免长时间静立。

- 由卧位快速坐起或站立时，容易出现血压下降（医学术语称"直立性低血压"），也容易晕倒，因此改变体位时动作要缓慢。

- 避免长时间洗澡和蒸桑拿。

病人情绪激动、紧张，也容易出现晕厥，对这些病人要给予镇静药物和心理治疗。

140. 肺动脉高压病人在日常生活中要注意什么？

- 治疗的目的在于使病人恢复以往正常生活，如上班、处理日常工作和参加社交活动。

- 尽量不要做太剧烈的活动，尝试一些轻松的活动，如平地散步。避免在餐后、气温过高和过低的条件下运动。

- 选择健康的生活方式，均衡营养的膳食，不要过胖和吸烟，远离毒品。

- 尽量不要去氧气稀薄的地方（即海拔高度超过 2000 米），缺氧会使您的肺血管收缩，加重肺动脉高压。

- 如果您是育龄期的妇女，请注意避孕，怀孕和生育会使病情加重。

- 预防感染，呼吸道感染可能会给病人带来致命的危险，应积极治疗和预防，建议病人使用流感疫苗。

141. 如何计算标准体重？

计算体重对了解自己的现状，观察病情变化，以及设计合理的饮食方案都是非常重要的。建议准备体重仪，每天早晨空腹自测体重。

计算体重的常用方法有两种：

（1）体质指数曾称体重指数，是计算体重比较精确的方法，体质指数（BMI）＝体重（公斤）÷身高（米^2），按中国人标准，成年人正常的体质指数为 18.5~23.9，当 24≤BMI<28 为超重，≥28 为肥胖。

（2）标准体重是一种简单的计算方法，具体公式如下：

$$标准体重（公斤）＝身高（厘米）-105$$

理想体重应浮动于标准体重±10%，如超过标准体重 10% 应视为超重，超过 20% 为肥胖，低于 20% 为消瘦。

142. 肺动脉高压病人需要控制体重吗？

每一位肺动脉高压病人都需要控制体重，使自己的体重保持在正常范围。如果超重，心脏就需更加用力地泵血，心脏负担加重，同时心脏的排血量也相应增加，诱发肺动脉压力增加，促使病情恶化。此外，身体肥胖者容易出现睡眠时打鼾和呼吸暂停，可能引起肺动脉压力增加。

143. 肺动脉高压病人怎样避免营养不良？

肺动脉高压是一种慢性病，长期反复发作，对病人体力消耗较大，同时，由于胃肠道淤血和治疗药物的不良反应伴有胃肠功能紊乱、食欲减退、进食少等，久之会发生营养不良、低蛋白血症。因此要注意合理饮食搭配，指导病人家属帮助病人进食：

- 多鼓励病人少食多餐、增加食物品种、提高烹调技巧。
- 食用含蛋白质丰富的食物，尤其是优质蛋白，如瘦肉、鸡蛋、豆类、坚果等。

144. 什么是肺动脉高压病人的合理饮食？

俗话说民以食为天。健康的饮食对防止病情发展、维持能量水平、控制体重是非常重要的。

- 饮食搭配合理，少食多餐，避免烹调过度和（或）油炸食物（例如许多快餐食品）。
- 适量食用富含纤维素的食物，如绿色蔬菜，保持大便通畅。用力大便会使心脏负担加重并导致晕厥。
- 有腹胀时，不要食用牛奶、豆浆等引起胃肠道胀气的食物。

温馨提示：饮食搭配要合理，少食多餐更营养，
营养不良要避免，控制体重很重要。

145. 我们每天需要多少水？

在一般的环境和能量消耗中，成人全日需水量 2000~2500 毫升。水的主要来源是饮用水、饮料、汤、奶等液体，还有固体食物所含水分和在体内发生氧化反应产生的水。一般来说，每天蛋白质、脂肪、碳水化合物在体内代谢产生的水 300~400 毫升，称内生水。

我们的失水量除尿量外，还包括不显性失水量。不显性失水指经肺和皮肤丢失的水，每天 700~1000 毫升。

146. 肺动脉高压病人如何掌握水的摄入？

减少组织中水分可以减轻心脏负担。应根据水肿的程度及尿量决定水的摄入量，处理要个体化。病人或家属可记录每天的饮水量、饮食以及尿量。

- 轻度水肿病人适当降低饮水量即可。

- 水肿较严重者尽量本着"量入为出"的原则。需要进食低盐饮食，还应控制入水量，每日入水量和尿量基本平衡，甚至

再减少数百毫升饮水量，可以使用帮助利尿的药物。若有心力衰竭，最好在医生指导下治疗。每日饮水量不应超过 1000 毫升。

● 还要小心，不能过度限水或利尿，否则病人会发生脱水和体内血容量不足，出现血压下降，加重病情。

147. 什么情况下病人需要卧床休息?

如果病人经常在休息或轻微活动就感气短、疲乏，甚至晕厥，出现双下肢水肿以及胸水、腹水，也就是您的医生所说"肺动脉高压处于Ⅲ、Ⅳ级"的情况下，需要卧床休息，至少减少活动量。若上述表现明显，伴尿量减少，应该住院进一步治疗。

148. 有些急性肺栓塞病人在早期为什么要绝对卧床?

有些急性肺栓塞的病人未经治疗症状改善就迫不及待地自行下床活动，尤其在解大便时常有意外发生，甚至猝死。为避免这种悲剧的出现，急性肺栓塞合并下肢深静脉血栓形成的病人建议卧床。这是由于：急性肺栓塞的血栓大部分来源于下肢。下肢用力活动时，下肢深静脉血栓极易脱落，造成肺栓塞复发。此外，还要注意：

● 不要按摩双下肢。

● 要避免引起腹压增加的因素，如上呼吸道感染要积极治疗，以免咳嗽时腹压增大。

- 吸烟者应劝其戒烟，因尼古丁刺激可引起静脉收缩。
- 卧床期间所有的外出检查建议平车接送。

经有效地抗凝治疗，如华法林抗凝后 INR 达 2~3、D-二聚体明显下降，血栓自行脱落的发生率减少，病人可下床活动。

149. 肺动脉高压病人如何掌握运动量？

病情稳定的病人不一定非要进行跑步、健身等剧烈运动，可以进行一些轻松的活动，比如散步、做些简单的家务劳动，甚至坐着做些活动肢体的动作都可以。温和的运动有助于您的身体和头脑感觉好一些。可以根据心肺运动试验的数据对运动设计一个基线值，逐渐尝试增加运动量。如果您感觉到任何额外的呼吸困难或疼痛的情况，请您必须停止运动。

150. 肺动脉高压病人能参加工作吗？

鼓励肺动脉高压病人采取积极主动的生活方式。对于病情较轻、病情稳定的病人可以参加一些轻松的、力所能及的工作，比如接听电话、整理文件、分发信件、操作电脑等。工作不仅能够给自己带来自信，而且因为帮助别人而感到快乐，正如"你快乐所以我快乐"。

151. 肺动脉高压病人旅行要注意什么?

- 预先制定周密的旅行计划。
- 随身携带足够的治疗药物。
- 带上有关您的病情和治疗的资料,以便别人了解您的病情。
- 不要到氧气稀薄的地方,最好选择短途旅行。
- 饮食清淡,适量补水。
- 不宜久坐,经常活动下肢,防止下肢出现血栓。

152. 肺动脉高压病人能过"性福"生活吗?

大多数病情平稳的肺动脉高压病人能够进行性生活。和爱人之间保持亲昵的关系可以增加幸福感,对病人的身体和情绪都有好处。若感到不适,应减慢爱抚的节奏,并可以使用一个吸氧装置帮助您顺利、安全地进行性生活。

153. 肺动脉高压病人能生孩子吗?

肺动脉高压的妇女最好不要怀孕,因为这对您和孩子都有致命危险。

从怀孕的最初 3 个月起，流经肺动脉的血流增加，肺动脉压力也会增加，心脏的负担加重。在怀孕和分娩时病情可能恶化。据统计，肺动脉高压孕产妇的死亡率达 30%～50%。即便是那些存活的病人，在怀孕期间增高的肺动脉压力，在分娩后也很难改善。此外，治疗肺动脉高压的药物均可能对胎儿造成损害。

请切记，怀孕意味着拿您和自己孩子的生命冒险，千万慎重！

154. 妊娠时发现肺动脉高压怎么办?

若妊娠时发现患有肺动脉高压，建议进行流产。如果执意要保住胎儿，应配合医生积极地治疗肺动脉高压，并定期随访，甚至需要住院治疗。

155. 应该采取哪些避孕措施?

- 不建议使用避孕药，因为避孕药使血液更易凝固促发血栓形成。
- 可以选用避孕套。
- 可以进行输精管或输卵管结扎术。
- 还可以采用新型宫内节育器（放置于子宫内的避孕器具）。

温馨提示： 怀孕可能有危险，莫拿生命去冒险，

若要保胎需随访，避孕措施慎重选。

156. 肺动脉高压病人碰上感冒或流感怎么办？

对于肺动脉高压病人，最重要的是预防感冒：

• 每年流感季节前（约十月或十一月左右）接种流感疫苗，最好密切接触的家人也要接种。

• 用含酒精的消毒液洗手。

• 外出要戴口罩，不要到人多拥挤的地方。

如果已经患上感冒，则要注意：

• 充分休息，喝适量温水。

• 要按医生的建议服药，许多改善感冒症状的药物（如退热药、减轻鼻塞的药物）可能加重您的病情，或者可能干扰华法林的抗凝效果。

温馨提示： 流感季节打疫苗，勤洗手来勤通风，

外出要把口罩戴，药物不要随便吃。

157. 肺动脉高压病人为什么不能吸烟？

长期吸烟会引起慢性肺部疾病，其中一部分人会发展成肺动脉高压。吸烟不仅能加重您的呼吸困难，而且还使已经狭窄的肺血管更加紧缩，并增加心脏的压力，使病情恶化。肺动脉高压病人不仅自己要戒烟，还要远离那些吸烟者以防被动吸烟。

158. 肺动脉高压病人能大量饮酒吗？

偶尔少量饮酒可能无害，但不要大量饮酒，这是因为：
- 饮酒易使心跳加速，加重心脏负担。
- 酒精经肝脏代谢，狂饮会使门脉性肺动脉高压加重。
- 大量饮酒会使食欲下降，长此以往会造成营养不良。
- 酒精造成 INR 的过多波动致使华法林剂量调整困难。

159. 为什么不能使用违禁药品？

肺动脉高压病人不要吸食或静脉注射违禁药品，因为有些毒品会使您的病情恶化。还有证据表明，这些药品可引起或加速肺动脉高压的发展进程。

温馨提示：戒烟戒酒，拒绝毒品，
　　　　　严格律己，防患未然。

160. 如何减少雷诺现象的发生?

* 有雷诺现象的病人要注意保护手足，如避免寒冷、戴手套、温水洗手脚。
* 由于吸烟会减慢指（趾）血液循环，因此要戒烟。
* 治疗肺动脉高压的药物，如钙拮抗剂、依前列醇类药物，也有助于控制雷诺现象。

161. 肺动脉高压病人病情好转后能随便停药吗?

很多肺动脉高压病人经药物治疗后症状减轻，病情好转，其中部分病人自觉没问题了，自行将药物停用。这是不对的。比如，特发性肺动脉高压是慢性病，一旦停药后病情又会加重。再如，肺栓塞病人不能随意停用抗凝药，否则栓塞又会死灰复燃。因此，肺动脉高压病人即使病情好转，也不要自行随意停药，一定要在医生的指导下调整药物。

162. 如何护理先天性心脏病患儿?

平常生活中护理先天性心脏病患儿应注意:

(1)先天性心脏病的患儿体质弱,易合并肺炎,增加心脏负担,故应避免受凉感冒等,一旦患儿出现上呼吸道感染时,应积极治疗。

(2)给予合理饮食,增强体质,提高机体抵抗力;对于发绀型(紫绀型)先心病患儿,应给予适量饮水,避免脱水及血栓形成。

(3)先天性心脏病婴儿喂养比较困难,吸奶时往往易气促乏力而停止吮吸,且易呕吐和大量出汗,故喂奶时可用滴管滴入,以减轻患儿体力消耗。喂哺后轻轻放下侧卧,以防呕吐物吸入而引起窒息。

(4)尽量避免患儿情绪激动和哭闹,减少不必要的刺激,以免加重心脏负担。

(5)先天性心脏病患儿禁忌大量输液,如必须输液时滴液速度须缓慢,以防加重心脏负担,导致心力衰竭。

(6)患儿为缓解缺氧症状可能主动蹲下片刻,此时切不可强行将患儿拉起。

(7)如发现患儿有气急烦躁、心率过快、呼吸困难等症状,可能发生心力衰竭,应及时送医院就诊。

163. 肺动脉高压儿童在学校应注意什么?

肺动脉高压儿童在病情稳定期间应鼓励其和正常儿童一样上学学习。但是在校期间,家长应经常和老师交流孩子的情况,让老师们了解该疾病常见症状和应急抢救措施;注意避免孩子间的交叉感染;根据专科医生的建议制定体育课时的运动量。

164. 给肺动脉高压儿童父母的几点建议?

首先建立儿童治疗疾病的信心,培养孩子坚强的斗志及战胜疾病的信念,可以延缓病情发展;其次要让孩子明白自己虽然患病,只要病情稳定,仍然可与其他小朋友一样能上学学习,共同玩耍,鼓励多与其他小朋友交流,享受学习和生活的乐趣,也一样能为自己的理想奋斗;另外不要让孩子感觉到父母的过度关注或另眼相看,使孩子觉得自己是家庭的包袱从而产生厌倦或悲观的情绪;当然,在日常生活中父母要及时了解孩子的症状及突发事件的应急措施。

五、预防和体检篇

165. 肺动脉高压能预防吗？

肺动脉高压一旦形成，治疗比较困难，关键在于积极治疗原发病，预防肺动脉高压的发生。据我国的统计资料，先天性心脏病引起肺动脉高压者最多。在临床工作中，我们经常会遇到一些完全可以治愈的先天性心脏病病人，常常因为早期症状不重，缺乏必要的医疗常识，未予以足够的重视，待来看病时肺动脉压力明显增高，丧失了手术的最佳时机，这不得不令人扼腕叹息。希望借此书能够帮助大众增加肺动脉高压相关知识，更好地预防肺动脉高压。

166. 如何预防深静脉血栓形成？

- 加强对深静脉血栓形成的卫生宣教，提高对该病的认识。
- 改变生活方式：控制体重、适度运动、戒烟。
- 机械措施：穿弹力袜和气压靴。
- 药物预防：骨科手术（全膝、全髋关节置换术）和妇科盆腔手术前后予以抗凝治疗。

167. 如何预防长途旅行中静脉血栓的发生?

长途飞机旅行容易发生静脉血栓，在旅行途中应该注意以下几点：

- 穿长筒弹力袜。
- 每小时走动几次，或至少要定时收缩屈伸下肢。
- 多饮水，不但稀释血液，也迫使您去厕所，不得不站起来走动。

168. 急性肺栓塞病人为什么要防治便秘?

急性肺栓塞病人由于限制活动、卧床，加之很多人对床上大便不习惯，容易发生便秘，但用力排便会增加腹压，极易造成血栓脱落。因此，急性肺栓塞病人要保持大便通畅，除吃富含纤维素的食物外，必要时可给予缓泻剂或甘油灌肠。

169. 怎么预防孕产妇血栓栓塞的发生?

- 严密监测有高危因素（高龄、肥胖、多产、有栓塞史）的孕产妇。
- 产后或剖宫产后早期下床活动。

● 以往有栓塞史，孕早、中期给予肝素抗凝治疗。

170. 哪些病人建议定期进行肺动脉高压的筛查?

以下病人建议定期进行肺动脉高压的筛查：①有肺动脉高压家族史；②罹患可引起肺动脉高压的基础病，如先天性心脏病、结缔组织病等；③患缺氧性肺部疾病；④患慢性血栓性疾病等。

171. 如何进行肺动脉高压的筛查?

超声心动图是筛查病人是否有肺动脉高压的首选检查方法，若肺动脉收缩压大于 50 毫米汞柱提示病人很可能患有肺动脉高压。但确定诊断需要进行右心导管检查，将导管置于肺动脉，测定的平均肺动脉压力≥25 毫米汞柱可确诊为肺动脉高压。

172. 如何预防急性高原性肺水肿?

高原性肺水肿的发生与海拔高度、登山速度、活动强度和个体差异（青年男性更易患）有关。预防的方法有：登山上升的速度不宜太快，尤其避免急促的呼吸；上升的高度应逐渐增加，每天攀爬的高度应控制，以适应高山气压低，空气稀薄的环境；行程不宜太紧迫，睡眠、饮食要充足正常；加强保暖，尽量避免感冒。如果以前发生过肺水肿，建议不要再登 3000 米以上的高山。

六、认识肺血管病篇

173. 您了解正常肺脏的血液供应吗?

肺脏的血液由两套血管系统供应,即肺循环和支气管循环系统。与肺循环不同,支气管循环属于体循环系统,包括支气管动脉、支气管静脉及其毛细血管网,主要起营养支气管和肺组织的作用。两组血管系统之间存在交通和吻合。

174. 什么是正常的肺循环?

肺循环位于胸腔内,由肺动脉、肺静脉和毛细血管网组成。肺动脉起自右心室,分成两支分布到两肺,再逐渐分级变细成像头发丝般纤细的肺小动脉,最后形成更细的毛细血管网包绕着富含氧的肺泡,与肺泡交换气体后汇集成肺静脉,注入左心房。

175. 肺循环有哪些功能?

肺循环有着非常重要的功能:换气功能、内分泌功能和代谢功能。

肺循环的换气功能：来自身体其他部位、几乎不带氧气的静脉血液流经肺循环后，排出二氧化碳、变成富含氧气的动脉血，供给其他器官用。

肺循环的内分泌功能：肺循环血管内皮细胞能够分泌和合成多种物质，起到调节人体生理功能的作用。比如通过分泌前列腺素、内皮细胞衍生舒张因子、内皮素来舒张和收缩血管平滑肌、改变血管阻力和血压；通过分泌组织因子、肝素等参与凝血和抗凝。

肺循环的代谢功能：肺循环血管内皮细胞能够转化和使许多物质失活。肺循环的代谢功能与内分泌功能密不可分，即那些分泌和合成的物质是通过不同途径转化而来。

176. 您知道肺动脉壁的正常结构吗?

直径较大的肺动脉壁由三层结构组成：①内皮细胞组成的内膜；②平滑肌和弹力纤维组织组成的中膜；③纤维结缔组织组成的外膜。越远端，肺动脉中膜的平滑肌含量越少。远端的肺小动脉管壁变薄，仅由内皮层和外膜的外弹力膜组成。

177. 什么是肺动脉高压?

肺动脉高压是一个医学术语，实质指一组肺血管阻力增高的复杂疾病。它既可能是肺循环本身血管病变，也可以在其他疾病进展中发生。该病往往是扩张血管的物质缺乏而收缩血管的物质增加，使肺血管处于收缩状态，或者由于肺血管结构改变，以及肺血管内有血凝块（称为"血栓"）形成等原因造成，从而使肺血管内阻力增加、心脏到肺脏的血流减少，疾病过程会逐步发展，最后发生右心衰竭。其血流动力学定义为：在海平面，静息状态下右心导管测量肺动脉平均压≥25 毫米汞柱。

178. 肺动脉高压是"一种高血压"吗？

肺动脉高压与我们常说的"高血压"是两种截然不同的疾病，但两者有一定联系。"高血压"指体循环动脉压力高于正常值，可以通过袖带测量上肢得出，比较容易测量和诊断。而肺动脉高压的诊断需通过超声心动图和右心导管检查，比较棘手，容易漏诊和误诊。肺动脉高压后期，由于肺血管内阻力进行性增加，使得从肺循环流到心脏的血液减少，体循环血压反而会降低，变成"低血压"。

179. 您患病后的肺动脉结构会发生哪些改变？

发生肺动脉高压的进程中，肺动脉内膜的内皮细胞紊乱生长（在显微镜下看起来是一团混乱失控的血管），称丛状损害；中膜的平滑肌变肥厚，也就是说动脉壁的内膜和中膜均变厚，动脉内部发生堵塞并逐渐变坚固使血管壁瘢痕化，血管不能自如地收缩和舒张，这个过程常被称为"血管重构"。如同流水的水管一样，将喷嘴系紧，水管内压力增加，水管壁会由于压力而变得僵硬。

180. 肺动脉高压分哪几类？

目前把肺动脉高压分成以下几类：

Ⅰ：动脉性肺动脉高压（特发、家族、药物、结缔组织病和分流性先天性心脏病等相关疾病引起）。

Ⅱ：左心疾病相关性肺动脉高压。

Ⅲ：呼吸系统疾病和缺氧引起的肺动脉高压。

Ⅳ：慢性血栓栓塞性肺动脉高压。

Ⅴ：多因素导致肺动脉高压。

181. 世界各国的肺动脉高压病人有多少？

由于肺循环在胸腔内，压力不如体循环那样好测，并且肺动脉高压早期表现不明显，因此有关该病发病率的资料并不是非常多。

从国外的一些资料可以了解到，动脉性肺动脉高压的患病率是（15~35）/100万，分流性先天性心脏病约10%会发生肺动脉高压，10%~16%结缔组织病病人合并肺动脉高压，慢性阻塞性肺疾病并发肺动脉高压病人有20%，肺血栓栓塞性疾病3.1%~5%。任何年龄和种族的人均有可能发生肺动脉高压。

182. 您了解我国肺动脉高压的发病情况吗？

　　我国地域辽阔，人口众多，各地的医疗条件相距甚远，这给肺动脉高压发病情况的调查带来一定的困难。目前我国相关资料均是单家医院的调查。中国医学科学院阜外医院近 10 年的肺动脉高压病人占所有住院病人的 6.63%，其中先天性心脏病引起者最多，占 69.53%，其他依次为左心性疾病、血栓性、特发性、呼吸性疾病等。北京协和医院 1000 余例肺动脉高压病人中，因结缔组织病引起者占 28.6%。

183. 什么是特发性肺动脉高压？

　　有一些病人无法鉴别肺动脉高压的具体病因，称为特发性（意为"未知原因"）肺动脉高压。需要通过各种检查排除其他因素和疾病后确定。好发于 20~40 岁的年轻女性，但也可能发生于各种族群或年龄。

184. 您知道什么是肺静脉闭塞病和肺毛细血管瘤病吗？

　　这两种疾病非常罕见，两者的临床表现虽然很相似，但两者的产生原因有很大不同：

● 肺静脉闭塞病是由于肺静脉腔被纤维样组织阻塞所致。

● 肺毛细血管瘤病是由于大量毛细血管"侵犯"肺泡、胸膜、支气管和血管壁，阻塞肺血流所致。

这两种疾病的确诊很难，需要开胸肺活检。

185. 肺动脉高压对你的心脏会产生哪些影响？

肺动脉压力增加，不仅限制了从心脏至肺脏的血流，而且为了抵御这种增加的压力，心脏不得不加大泵血力度，它通过增大每一个心肌细胞的体积，试图适应这种情况，心脏逐渐增大，特别是右心（泵血进入肺脏的一侧）。然而，时间久了，右心的心肌细胞过度伸展而不能有效收缩，最终在这个持续高压下丧失正常工作能力，称为右心衰竭。增大的右心又会使室间隔向左侧偏移，将左心腔挤压缩小，结果心输出量减少使供应全身的血流量减少。

平均右心室压力达到 60 毫米汞柱是右心室正常负荷的极限，超过 60 毫米汞柱后，右心室进一步增加心脏排血的能力就严重下降。就好像一个有 100 斤力气的人，也许可以勉强搬动 120 斤的重物，但要努力搬动 150 斤重的东西，就很难搬动。

若及时采取积极有效的治疗措施，您受损的心脏是可能好转或逆转的。

186. 人体内凝血、抗凝和纤溶系统是怎样工作的?

血小板、凝血系统、抗凝系统、纤溶系统和内皮系统参与人体凝血、止血过程。

当血管发生损伤时,血小板、纤维蛋白和凝血因子形成血栓而止血,为防止过度凝血,抗凝系统的一些物质(如蛋白 C、蛋白 S 等)保证血管通畅。凝血生成的纤维蛋白被纤维蛋白溶酶溶解,称为纤溶。

在正常生理情况下,它们处于动态平衡状态,保持机体不致出血,也无血栓形成,血液呈流体状态而循环于周身。人体的调节是多么的奇妙!但由于各种原因,当这种平衡失调时,便会引起出血不止或形成血栓。

187. 什么是易栓症?

易栓症不是单一疾病,而是指由于抗凝蛋白、凝血因子、纤溶蛋白等的遗传性或获得性缺陷或存在获得性危险因素而容易发生血栓栓塞的疾病或状态。易栓症的血栓栓塞类型主要为静脉血栓栓塞。

188. 您知道肺栓塞是怎么回事吗?

肺栓塞是由于栓子样的东西堵住肺动脉，使全部或部分血流中断所形成的一种综合征，可以伴有肺动脉压力增高和右心的改变。这些栓子包括血栓、脂肪、羊水、空气、肿瘤性栓子和感染性栓子，其中99%是血栓，因此常称为肺血栓栓塞症。栓子既来自于身体其他部位，也可能是局部形成的。

189. 深静脉血栓是怎样形成的?

四肢静脉分为浅静脉和深静脉，两者之间有交通并有像"阀门"一样控制血流的静脉瓣。当各种因素（遗传和环境）造成血管内皮损伤、血液流动缓慢、血液黏滞度高，均促使深静脉血栓形成。深静脉血栓形成在下肢和上肢均可发生，但上肢少见。

190. 深静脉血栓形成与肺栓塞有什么关系?

深静脉血栓是肺栓塞的源头。若栓子体积较小，脱落至肺动脉内可以没有任何表现，常被忽略，但若反复脱落则可形成慢性血栓栓塞性肺动脉高压。如果栓子较大，短时间内就会出现不适，甚至有生命危险。

191. 何谓静脉血栓栓塞症?

深静脉血栓形成与肺栓塞被认为是同一疾病的不同阶段和不同表现,约 30% 肺栓塞病人合并无症状的深静脉血栓形成,而 40%～50% 的深静脉血栓形成病人出现无症状的肺栓塞,两者在发病原理上有因果关系并且治疗方法相似,因此深静脉血栓形成和肺栓塞通称为静脉血栓栓塞症。

192. 什么是艾森曼格综合征?

凡有左向右分流的心血管畸形,如室间隔缺损、动脉导管未闭、房间隔缺损等,因产生肺动脉高压发生右向左分流而出现青紫者,称艾森曼格综合征,或称肺动脉高压型右向左分流综合征。

193. 什么是间质性肺疾病?

肺间质主要由肺泡、肺毛细血管和间质腔三部分组成。肺间质疾病是一组包括不同原因引起、主要发生在肺间质的疾病,有百余种,呈慢性过程,偶可见急性发病,表现为非感染性炎症,产生肺组织破坏和瘢痕。这一组疾病有相似的临床表现:出现慢性进行性呼吸困难；胸片呈双肺弥漫纹理变重、变杂乱；休息或运动时血氧分压下降。肺间质疾病病人肺动脉高压的发生率较高。

194. 缺氧为什么会引起肺动脉高压？

缺氧时，肺循环小动脉会收缩使血液分布在氧供较充足的肺泡。长此以往，加之肺血管结构发生改变和血管内血液黏稠度增加，导致肺循环阻力和肺动脉压力增高。

195. 打呼噜也是一种病吗？

很多人都打鼾，俗称"打呼噜"。有些人在近期身体过度疲劳、过量饮酒，特别是仰卧位睡眠时容易发生一过性轻度的打鼾，或者有些人长年睡眠打鼾但无不适，这些人打鼾一般对身体健康没有损害，也不需要治疗。

然而，在打鼾的人群中有相当多的人睡眠中鼾声如雷，并常常出现睡眠中呼吸停止，憋气现象，提示有可能患有睡眠呼吸暂停综合征。这种情况令身体缺氧，经常猝醒以致难以进入熟睡状态，白天常感困倦无力，严重影响身体健康和日常工作，应尽早诊断和治疗。

196. 您知道什么是肺泡低通气吗?

肺泡低通气是指肺泡内没有足够的空气进行气体交换，也就没有充足氧进入血液，二氧化碳不能及时排出，导致低氧血症和高碳酸血症，往往是由于神经肌肉病变、脑干病变、胸廓畸形、肥胖等，有些则没有明确的原因。常在应用常规剂量镇静或麻醉药出现严重的呼吸抑制后才首次被发现。低通气达一定程度可出现睡眠紊乱，清晨头痛，疲劳和白天嗜睡等现象。

197. 何谓慢性高原疾病?

某些生活在平原的健康人在迁移到高原数月至数年后，出现头晕、头痛、气短、乏力、心慌、失眠等不适，并且伴红细胞数量过度增多，这些提示他们患有慢性高原病，严重者发生肺动脉高压和心力衰竭。慢性高原病主要是由于长期慢性缺氧损伤所致。在高原世代居住的居民由于遗传适应而较少发病。对这种疾病，除对症处理外，最有效的办法是将病人转移至平原地区进一步治疗。

198. 急性高原性肺水肿是怎么回事?

急性高原性肺水肿是最常见和严重的急性高原病。登山者在海拔 3000～5000 米的发病率为 0.5%～1.5%。高原低氧引起肺动脉高压、肺血管损伤,血管中大量的蛋白和液体渗漏至肺间质和肺泡腔内。病人出现胸闷、咳嗽、呼吸困难不能平卧,重者咳粉红色泡沫样痰,严重者病情可迅速恶化,数小时内昏迷、死亡。因此要积极防治急性高原性肺水肿。

199. 儿童肺动脉高压与成人肺动脉高压一样吗?

肺动脉高压患病没有年龄限制,有的新生儿出生时就有肺动脉高压,称新生儿肺动脉高压。儿童肺动脉高压的大多原因可能为先天性心脏病,也有部分病人为特发性肺动脉高压等。儿童肺动脉高压在预后、症状和治疗策略等方面与成人肺动脉高压不尽相同。

200. 什么是新生儿持续性肺动脉高压?

新生儿持续性肺动脉高压是指新生儿出生后,肺血管阻力持续增高,不能过渡到正常的新生儿循环,大量心腔血液右向左分流，导致严重的低氧血症和紫绀。常发生在足月儿或过期产儿。症状表现为重度的低氧血症，经高浓度吸氧也不能改善的紫绀。超声心动图检查有助于确诊，可证实肺动脉压力增高，并可观察到心脏血液右向左的分流。

201. 您了解什么是结缔组织病吗？

结缔组织是指连接和支持机体的组织，一般在血管壁中分布较多。某些物质刺激体内的免疫系统产生自身抗体，动员大量炎症细胞侵犯血管以及结缔组织，引起自身正常组织发生损害。这种自身免疫性疾病称结缔组织病，主要影响关节、肌肉、骨骼及周围的软组织，如肌腱、韧带、滑囊、筋膜等。

结缔组织病是一种全身性疾病，包含了许多疾病，如系统性红斑狼疮、干燥综合征、硬皮病、多发性肌炎与皮肌炎、类风湿关节炎、系统性血管炎、混合性结缔组织病等。

202. 常见合并肺动脉高压的结缔组织病有哪些？

几乎所有的结缔组织病均有合并肺动脉高压的报道，常见的主要为硬皮病、混合性结缔组织病和系统性红斑狼疮。

203. 结缔组织病合并肺动脉高压的发生率是多少?

结缔组织病是引起肺动脉高压的常见原因。肺动脉高压可以继发于任何一种结缔组织病,但是不同结缔组织病合并肺动脉高压的概率不同。

继发于硬皮病的肺动脉高压十分常见,发生率为 9%~33%。混合性结缔组织病也是导致肺动脉高压的一种常见结缔组织病,患病率为 15%~30%。肺动脉高压在系统性红斑狼疮中患病率 0.5%~6%。在病情发展不同阶段,发生率亦有变化,硬皮病和系统性红斑狼疮随病程逐渐增加。

干燥综合征、类风湿关节炎、肌炎与皮肌炎合并肺动脉高压的发生率相对较低。

204. 您知道什么是雷诺现象吗?

雷诺现象是手指和足趾遇冷或情绪激动时出现发白,然后发紫、发红或伴有指(趾)端的麻木、疼痛,严重的可有皮肤溃破。这种现象是由于调节血管舒缩的神经不能准确释放信号,指(趾)端小动脉痉挛阻断血液循环,从而皮肤交替出现发白、青紫、变红的颜色变化。某些结缔组织病性肺动脉高压和特发性肺动脉高压病人合并雷诺现象,绝大多数为女性。

205. 您知道什么是抗磷脂抗体综合征吗?

抗磷脂抗体综合征是指由抗磷脂抗体引起的一组临床征象的总称。表现为反复的静脉和动脉血栓形成、血小板减少症、习惯性流产、死胎和早产。部分病人会发生肺动脉高压。抽血检查抗磷脂抗体谱阳性是诊断抗磷脂抗体综合征的最重要证据。

206. 化验抗磷脂抗体谱包括哪些?

抗磷脂抗体谱包括狼疮抗凝物、抗心磷脂抗体、抗 β_2-糖蛋白 I 抗体和抗凝血酶原。抗磷脂抗体是抗磷脂抗体综合征的主要血清学证据。

207. 您知道什么是肺血管炎吗?

肺脏富含血管,发生在肺血管壁的炎症并造成破坏的一组疾病称肺血管炎。其表现复杂多样,既可以局限在肺血管,也可以累及多个系统;既可以是一个单发疾病,也可以继发于其他疾病。大多数的本质属免疫性疾病。其发病率在 (20~100)/100 万人。部分病人会发生肺栓塞,并且由于肺血管广泛狭窄甚至闭塞而导致肺动脉高压。

208. 什么是节段性肺动脉高压？

一些复杂性先天性心脏病病人可表现一种特殊类型的肺动脉高压，即节段性肺动脉高压，在病人两肺部分肺叶或者肺段出现局限性高于其他肺叶或者肺段的肺动脉高压病理生理改变。节段性肺动脉高压多见于先天性心脏病复杂畸形术后；其次，也见于先天性肺动脉分支狭窄和术后肺动脉侧吻合口局限狭窄。

209. 什么是肺静脉狭窄？

肺静脉狭窄根据病因分为先天性和获得性。先天性肺静脉狭窄是一种罕见的心血管畸形，2 岁以下婴幼儿的发生率为 1.7/10 万，儿科尸检的发生率为 0.5%。获得性肺静脉狭窄可发生在外科手术（主要见于完全性肺静脉畸形引流矫治术）和心房颤动的射频导管消融术，其他如纵隔纤维化、胸部放疗和恶性肿瘤浸润等。肺静脉狭窄病人的临床表现与肺静脉狭窄的数目和程度密切相关。累及单支且病变程度较轻的肺静脉狭窄病人通常无症状，多支受累、狭窄程度重或闭锁者则会有症状，主要表现为进行性呼吸困难，劳累后明显；持续性咳嗽；反复发作的肺部感染；其他还有胸痛、咯血等。

七、肺血管病病因的探讨

210. 为什么会患肺动脉高压?

肺动脉高压的发生涉及一个复杂的过程。有一些病人原因"未知",有一些是遗传性的,有一些有特殊的病因。但总体而言,诱发肺动脉高压的具体机制还不十分清楚。一般认为,当肺动脉的内膜发生异常过程时,可能引起肺动脉高压。肺动脉高压的内膜由内皮细胞组成,能够分泌许多保持血管正常功能的化学物质。当患有肺动脉高压时,这些化学物质间的平衡丧失。内皮素和血栓素的水平增加,前列环素和一氧化氮的水平下降,导致肺动脉功能异常:

- 血管的异常收缩和舒张。
- 细胞不可控制地生长。
- 控制血管收缩和舒张的细胞(平滑肌细胞)变大并被瘢痕组织(由于"纤维化")覆盖,不能发挥其正常的功能。
- 应死亡并被清除的衰老细胞继续存活,并存留在血管中使每层血管衬层的细胞量增多。
- 血细胞,如血小板和红细胞,连同过多的纤维样物质,在血管内互相黏结,形成大的、被称为"血栓"的血凝块。

211. 肺动脉高压会遗传吗?

有的肺动脉高压是有遗传性的。如果在你的家族中有一个以上成员患肺动脉高压,则可诊断为家族性肺动脉高压。在这种类型的肺动脉高压中,一种错误("突变")基因随时间推移导致肺动脉高压的发生;这种基因被认为是遗传性的,即在家族成员中会下传。

212. 家族性肺动脉高压的家庭成员一定会发病吗?

有肺动脉高压家族史并不意味着你的孩子一定会发病。家族性肺动脉高压(FPAH)是一种常染色体不完全显性遗传性疾病,如果父母一方带有致病基因,孩子有50%的机会遗传此基因。即使带有致病的突变基因,他们发生家族性肺动脉高压的可能性仅为10%~20%。除遗传因素外,环境因素也可能起一定作用。但需要关注家庭成员是否有相关的不适,必要时做临床检查和基因筛查。对于已明确基因突变位点的家族性肺动脉高压家系,可以在妊娠15~18周进行羊膜腔穿刺或妊娠12周进行绒毛取材来获取胎儿细胞,然后抽提DNA后进行产前检查,国外已有少数实验中心开展该项检查,但国内尚未见报道。

213. 静脉血栓栓塞症会遗传吗?

静脉血栓栓塞症有遗传倾向性。参与血液凝固、血栓溶解过程的某些错误基因使血栓形成的风险增加,且可以传给下一代,是易栓症的一种类型,包括先天性抗凝血酶缺陷、蛋白 C 或蛋白 S 缺陷、凝血酶原基因突变等。对于 50 岁以下出现不明原因的血栓栓塞、反复发作静脉血栓栓塞,以及有家族史的病人应考虑可能有先天易患因素,并应做有关的实验室检查。

214. 年轻的静脉血栓栓塞症病人为何要查找病因?

静脉血栓栓塞症随年龄增加发病率增加。高龄是此类疾病的一个危险因素,据国外资料统计,年龄每增加 10 岁,发病率增加 1 倍,60 岁以上人群发病率 1/1000。而年轻的静脉血栓栓塞症病人要查找是否有结缔组织病、肿瘤和易栓症,据国内资料统计,这三类疾病是导致年轻人发生静脉血栓栓塞症的常见原因。

215. 为什么先天性心脏病会出现肺动脉高压,最后发展为艾森曼格综合征?

正常情况下左心腔压力高于右心腔,当心房或心室间隔缺损、动脉导管未闭时,由于左右心腔存在压力阶差,血液由左向右经缺损部位分流（即左向右分流）。因此，右心腔和肺血管血流量增加，负荷加重，导致肺动脉压力增高，肺动脉总干和主要分支扩大，肺小动脉也可能出现闭塞性改变。肺动脉压力增高，右心室和右心房压力也逐渐增高，当达到一定程度时，就使原来的左至右分流，逐渐转变为双向分流甚至右至左分流。此时，肺动脉高压由容量压力升高发展为阻力型压力升高，称为艾森曼格综合征。

216. 为什么一些先天性心脏病的病人在行矫正手术后还会合并肺动脉高压？

● 有些病人在行矫正手术时，已经合并肺动脉高压，双向分流以左向右分流为主。此时可能已经出现肺血管重塑，手术后肺动脉压仍高，并有可能呈进行性加重，因此，这部分病人在手术后最好能合并用药，防止肺动脉高压进一步发展。

● 有少数病人在行矫正手术后，肺动脉压力明显下降，但是在某些诱发因素如妊娠等情况下，出现肺动脉压力进行性升高。原因尚不明确。因此，先天性心脏病矫正术后可定期复查以及早了解相关情况。

217. 患肝脏疾病也会引起肺动脉高压吗？

肝脏在人体内就像一个污水处理厂，肠部血液将一些废物和毒物经门静脉流入肝脏，再排出体外。正常情况下，血液先经肝脏再流入肺脏。当肝脏疾病使肝内血管闭塞导致门静脉压力增高时，部分血液绕过肝脏直接进入肺脏，那些有害的物质可能损伤肺动脉内皮，引起肺动脉高压；此外，分流至肺动脉的血流量增加，也会诱发肺动脉高压。上述病因引起的肺动脉高压又称为门脉高压相关性肺动脉高压。肝脏疾病的严重程度与肺动脉高压病情之间无直接关系。

218. 血吸虫病也会引起肺动脉高压吗？

血吸虫病是一种全球性流行性的疾病，也是我国常见的危害性较大的疾病。有 20%～30% 的肝脾型血吸虫病可能发展为肺动脉高压。血吸虫虫卵经肝静脉和门静脉的血管侧支进入肺血管，不仅堵塞肺血管造成栓塞，还能不断破坏肺血管形成肺血管炎。此外，肝脾型血吸虫病病人还会出现门脉高压。这些因素均与肺动脉高压有关。因此，有血吸虫疫水接触史的肺动脉高压病人要警惕是否罹患血吸虫病。

219. 感染艾滋病病毒也能发生肺动脉高压吗？

如果感染艾滋病病毒，即使并没发展到艾滋病，发生肺动脉高压的风险也明显增加。艾滋病病毒通过激活炎症细胞产生一些叫"炎症因子"的化学物质，使肺动脉中膜平滑肌细胞增厚、内膜内皮细胞损伤，这样就容易发生肺动脉高压。艾滋病病人发生肺动脉高压的发生率为 0.5%。

220. 哪些药物和毒物能引起肺动脉高压?

某些药物和毒物是诱发肺动脉高压的危险因素,按照目前的证据强度分为以下几类:

- 明确的致病药物或毒物,某些减肥药(食欲抑制剂中:阿米雷司、芬氟拉明、右芬氟拉明)、毒菜籽油、5-羟色胺再摄取抑制剂。
- 非常有可能的致病药物或毒物:苯丙胺、色氨酸、甲基苯丙胺、达沙替尼。
- 可能有关的致病药物或毒物:可卡因(毒品)、苯丙醇胺和一些化疗药物(如环磷酰胺)、干扰素。

221. 结缔组织病为什么会引起肺动脉高压?

结缔组织病引起肺动脉高压的原因比较复杂,综合有以下几个原因:

- 与特发性肺动脉高压的发生相似,表现为肺血管床的进行性闭塞、血管内皮损伤、肺血管痉挛。
- 有自身免疫因素参与。
- 肺间质病变,引起低氧血症和肺血管床减少。
- 血栓栓塞或原位血栓形成。

222. 哪些原因可能引起新生儿持续性肺动脉高压？

新生儿持续性肺动脉高压常发生于围产期窒息、胎粪吸入、肺透明膜病、肺炎及败血症，也可由肺血管床的先天性解剖异常所致。最近国外有研究报道，怀孕妇女在孕晚期服用 5-羟色胺再摄取抑制剂会增加发生新生儿持续性肺动脉高压的风险。

223. 左心疾病为什么会引起肺动脉高压？

左心与肺静脉相连，左心疾患会引起肺静脉压力增加，增高的压力逆行传递使肺动脉压力增高，这是一种被动性肺动脉压力增高，称为左心疾病相关性肺动脉高压。若早期积极治疗左心疾病，如瓣膜病的病人及时进行换瓣手术，增高的肺动脉压力是会下降的。

224. 哪些呼吸系统疾病会引起肺动脉高压？

- 慢性阻塞性肺疾病。
- 间质性肺疾病。
- 睡眠呼吸障碍。
- 肺泡低通气综合征。

- 慢性高原病。
- 肺发育异常。

由以上疾病引起的称为呼吸疾病和（或）缺氧相关的肺动脉高压。

225. 睡眠呼吸障碍为什么会引起肺动脉高压？

患有睡眠呼吸暂停综合征的病人在睡眠中出现血氧降低、血二氧化碳升高、血酸度增加，以及睡眠片断，交感神经系统和肾素-血管紧张素-醛固酮系统激活，这些因素会使肺血管收缩，从而引起肺动脉高压，尤其是原有肺部疾病病人更易发生肺动脉高压。这些病人经治疗，尤其是低氧血症纠正后，肺动脉高压可以改善。

226. 肺泡低通气与肺动脉高压有什么关系？

长期肺泡低通气，病人血液缺氧、二氧化碳潴留造成肺血管痉挛，严重者就会发生肺动脉高压。因此要积极纠正引起肺泡低通气的各种原因，防止发生肺动脉高压。

227. 胸廓畸形也会引起肺动脉高压吗?

脊柱后突和侧弯、胸廓成形术、强直性脊柱炎病人伴有胸廓畸形,胸廓活动度降低,肺容量明显减少,出现肺泡低通气,并且由于肺血管受压,时间一长,胸廓畸形的病人也会发生肺动脉高压。

228. 哪些神经系统疾病会引起肺动脉高压?

- 脑干在人体起呼吸驱动作用,像司令员一样发布命令,脑干病变,如栓塞、脱髓鞘变性时,呼吸驱动的命令就无法发出。
- 脊髓和周围神经则像通讯员一样传送司令部的指示,当人体患脊髓灰质炎、运动神经元病、周围神经病时,由司令部脑干发出正常呼吸的指令就不能传达至下属部队。
- 人体的呼吸肌肉就像接受指令的战士,当患有重症肌无力、肌肉营养不良,有病的士兵即使接到正常呼吸的指令,也无法完成。

这些神经系统疾病均能引起肺泡低通气,最终会导致肺动脉高压。

229. 大动脉炎会引起肺动脉高压吗？

大动脉炎是一种侵犯全身大动脉的血管炎，其中50%病人会累及肺动脉，本质是肺血管炎，可以造成肺动脉狭窄，最终也会导致肺动脉高压。大动脉炎引起的肺动脉高压，若病变在肺动脉近端并且比较局限，可以做肺动脉支架治疗使狭窄的血管扩张，降低肺动脉压力，效果还是不错的。

230. 为什么溶血性贫血病人会发生肺动脉高压？

某些溶血性贫血（如遗传性球形细胞增多症、地中海贫血、阵发性睡眠性血红蛋白尿等）病人红细胞内的血红蛋白生成障碍，病变的红细胞变形，黏附在肺血管壁及阻塞肺血管，并且极易形成血栓，这些被破坏的红细胞还会释放使肺动脉收缩的物质和减少舒张的物质，如使血管舒张物质一氧化氮失活，因此这类病人常会发生肺动脉高压。其发生率6.2%～10%。

231. 脾脏切除后为什么容易发生肺动脉高压？

脾脏在人体内就像一个任劳任怨的清道夫，不断地"吃掉"各种衰老的血细胞。当脾脏因为病变被切除后，它就失去了"过滤"衰老血细胞的能力，这些异常的红细胞和血小板数量会大量增加，引起肺动脉内皮损伤，发生肺动脉高压的危险性增加。

232. 患甲状腺疾病也会引起肺动脉高压吗？

肺动脉高压病人合并甲状腺疾病的发生率非常高，甲状腺功能减低和亢进均可出现。甲状腺疾病伴发肺动脉高压的发病机制复杂，并且甲状腺功能亢进和甲状腺功能减退所致肺动脉高压的发病机制也有所不同。甲状腺功能亢进伴发肺动脉高压的发病机制包括：自身免疫造成血管内皮损伤和功能异常、心输出量增加导致内皮损伤、舒张血管物质减少、刺激交感神经引起肺血管收缩。而甲状腺功能减退伴发肺动脉高压的发病机制不仅与自身免疫造成血管内皮损伤和功能异常有关，还与甲状腺素减少（甲状腺素有稳定血管的作用）导致的血管反应，如血管痉挛有关。

233. 慢性肾功能衰竭为何易并发肺动脉高压？

慢性肾功能衰竭病人易并发肺动脉高压，且严重程度和慢性肾脏病的分期有关。维持性血液透析病人中，肺动脉高压的发生率为 18.8%~68.8%，并且有肺动脉高压病人的预后要变差。这些病人并发肺动脉高压的原因，可能与以下因素有关：①动静脉内瘘所致的左向右分流，随着时间的推移，分流量逐渐增加，超出肺循环的调节能力，从而出现肺血管解剖及功能的改变；②贫

血和容量负荷过多导致心脏负担加重；③长期高血压使左心功能
障碍。

234. 骨髓增生性疾病为何会导致肺动脉高压？

骨髓增生性疾病，如血小板增多症、真性红细胞增多症，异
常增生的血小板和红细胞极易并发肺血管栓塞，且此类血小板和
红细胞激活白细胞释放多种血管活性物质、细胞因子进而破坏肺
动脉，形成肺动脉高压。此外，治疗骨髓增生性疾病的药物，如
干扰素也会诱发肺动脉高压。

235. 心房颤动射频消融手术也会影响到肺血管吗？

心房颤动射频导管消融术可能损伤肺静脉，引起肺静脉狭
窄。主要表现为进行性呼吸困难，劳累后明显；持续性咳嗽；反
复发作的肺部感染；其他还有胸痛、咯血等。其症状出现时间从
术后第 1 周至术后 6 个月不等。由于临床表现无特异性，很容易
误诊和漏诊。任何曾行心房颤动射频导管消融术的病人出现新的
呼吸系统疾病症状，都应评估可能的肺静脉狭窄。

八、如何就诊篇

236. 就诊时为什么要向医生清楚讲述病史?

　　肺血管疾病可以由很多原因引起，不同疾病有不同的诱发因素和表现，因此病人清楚讲述病史，有助于医生初步判断疾病种类，据此给予相应的检查，避免在诊断时走弯路。

　　讲述病史的内容包括：症状开始的时间及表现，出现症状前是否有诱发因素如感冒、运动、长途旅行后、外伤或手术创伤等，以及能使症状缓解的方式，症状严重程度进展等；另外应说明过去的疾病史如心脏病、肺部疾病、肝脏疾病、糖尿病、艾滋病等，以及个人史如是否长期接触粉尘、放射源，是否服用减肥药、避孕药，月经史，生育史，家族成员疾病状况等。医生根据这些既往情况及所汇报的病史、体检做出初步诊断。

237. 如何做好就诊前的准备?

　　肺血管病病人就诊前最好做一些准备工作，如准备要向医生讲述的病史、需要向医生询问的问题等，这样就诊时既节约时间又能切中重点。此外，病人就诊时要记着带好以往的检查资料，这不仅为医生提供初步诊断依据，还能避免不必要的重复检查。

238. 为何要到肺血管病专科就诊？

肺血管病涉及的疾病谱广且病情复杂，其诊治有特定的流程，因此建议病人找肺血管病专科医生就诊。这些病人不仅症状复杂而且需要复杂治疗（如静脉注射或皮下注射前列腺素类药物），因此需要有符合肺血管病病人独特要求的护理队伍。由此可见，病人一定要到肺血管病专科就诊。

239. 为什么您的诊治常常需要多个学科医生的协作？

由于肺血管病的病因和发病机制非常复杂，可能涉及心脏、呼吸、风湿免疫科、消化科、血液科、儿科、感染科、影像科等多个学科，因此对您的诊治常常需要多个学科医生的通力协作、共同努力。肺血管病专科医生诊查后，可能会针对您的病因推荐您同时到其他科室进一步诊治。

240. 怎样到医院复诊？

肺血管病病人应定期到医院复诊。复诊时要向肺血管病专科医生描述病情的变化，如体力活动、食欲、水肿、腹胀等，并携带以往的病历和检查资料，尤其最好携带影像学检查资料。医生根据病情开具各项检查，待这些检查结果回报后，医生会对比以往的检查结果对病人的疾病进行客观地评估，最后给予治疗指导方案。如病人还有结缔组织病等基础疾病，也同样需要找相关的医生复诊。